审思斋幼幼论丛

儿科心病证治

汪受传　廖颖钊　著

笃行之　明辨之　慎思之　审问之　博学之

中国中医药出版社
·北京·

图书在版编目（CIP）数据

儿科心病证治 / 汪受传，廖颖钊著 . — 北京：中国中医药出版社，2020.8
（审思斋幼幼论丛）

ISBN 978 – 7 – 5132 – 6309 – 2

Ⅰ . ①儿⋯　Ⅱ . ①汪⋯　②廖⋯　Ⅲ . ①小儿疾病—心病（中医）—诊疗
　Ⅳ . ① R256.2

中国版本图书馆 CIP 数据核字（2020）第 119234 号

中国中医药出版社出版

北京经济技术开发区科创十三街 31 号院二区 8 号楼
邮政编码　100176
传真　010-64405750
保定市中画美凯印刷有限公司印刷
各地新华书店经销

开本 787×1092　1/16　印张 15.25　彩插 0.5　字数 250 千字
2020 年 8 月第 1 版　2020 年 8 月第 1 次印刷
书号　ISBN 978 – 7 – 5132 – 6309 – 2

定价　62.00 元
网址　www.cptcm.com

社 长 热 线　010-64405720
购 书 热 线　010-89535836
维 权 打 假　010-64405753

微信服务号　zgzyycbs
微商城网址　https：//kdt.im/LIdUGr
官 方 微 博　http：//e.weibo.com/cptcm
天猫旗舰店网址　https：//zgzyycbs.tmall.com

如有印装质量问题请与本社出版部联系（010-64405510）

《审思斋幼幼论丛》简介

《中庸·第二十章》曰："博学之，审问之，慎思之，明辨之，笃行之。"是故"幼幼论丛"以"审思斋"名之。

向古今中医前辈医家取经，向当代儿科同道求宝，以现代儿科临床问题为标的，谨慎思考，有得而后施。《中庸·第二十章》又云："有弗问，问之弗知，弗措也；有弗思，思之弗得，弗措也……果能此道矣，虽愚必明，虽柔必强。"《审思斋幼幼论丛》集萃了汪受传教授及其弟子传承弘扬江育仁中医儿科学术流派，问道求是的心灵思考和实践历程。有跟师学习心得，有理论求新探索，有辨证论治思路，有方药应用体会，有以中医药处治当代儿科各类疾病的系统总结。五十载学术探求的成果，以 13 个分册集中奉献给中医儿科人，希望对推进中医儿科学术进一步发展产生积极的影响。

《审思斋幼幼论丛》是汪受传教授从医 50 年学术研究和临床实践的系统总结，丛书集中了汪受传教授博学、审问、慎思、明辨、笃行的学术成果。丛书共 13 个分册：《江育仁儿科学派》是汪受传教授对于业师江育仁教授学术建树的系统整理，《汪受传儿科求新》反映了汪受传教授儿科理论和实践探求的主要成就，《汪受传儿科医案》萃集了汪受传教授临证医案，《儿科古籍撷英》是寻求古训采撷精华的积淀，《儿科本草从新》《儿科成方切用》分别介绍了应用中药、古方于现代儿科临床的经验体会，《儿科肺病证治》《儿科脾病证治》《儿科心病证治》《儿科肝病证治》《儿科肾病证治》《儿科温病证治》《儿科杂病证治》则对于儿科各类常见疾病的病因病机、治法方药、防护康复以及临床心得作了全面的介绍。

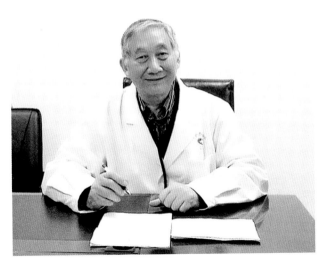

汪受传教授
（2015年）

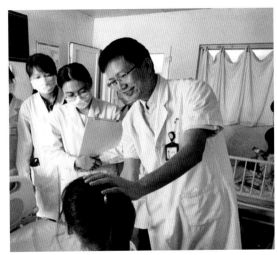

廖颖钊副主任医师病区查房带教
（2019年）

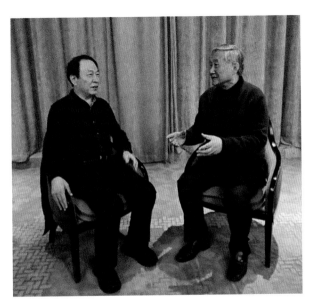

汪受传教授与同窗吴以岭院士交流
（2018年）

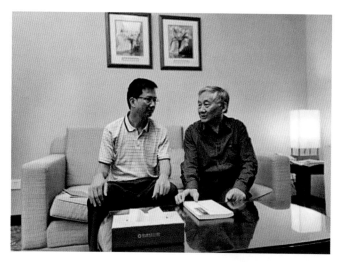

汪受传、廖颖钊讨论写作
（2019 年）

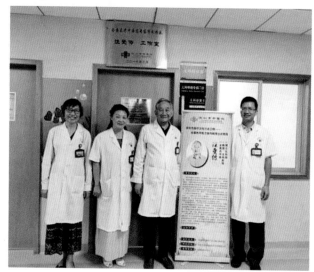

汪受传、廖颖钊、艾军、刘玉玲
在汪受传名医工作室
（2018 年）

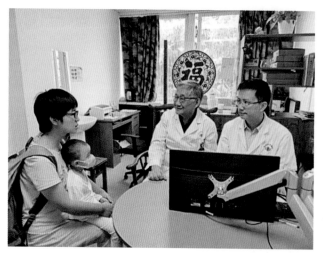

汪受传、廖颖钊在一起诊病
（2019 年）

自　序

余踏入岐黄之路已半个世纪。自 1964 年进入南京中医学院（现南京中医药大学），历经六年本科苦读、九载乡里摸爬，1979 年再回母校，先后以研究生、学术继承人身份两次跟师江育仁教授，方得步入儿科殿堂。

每思及历代先贤，之所以学有所成、造福社会，无不出于心系普罗众生。昔扁鹊入赵为带下医、入秦为小儿医，皆为黎民百姓之计；钱乙初辞翰林医学、再请免太医丞，盖为乡里小儿救厄。"老吾老，以及人之老；幼吾幼，以及人之幼。"（《孟子·梁惠王上》）视患者如家人，方成精诚之大医。

仲景六经论伤寒、脏腑论杂病，叶桂卫气营血辨温病传变、吴瑭三焦析温病证候，皆属留神医药、精究方术之得。吾师江育仁教授 20 世纪 30、40、50 年代潜心痧、痘、惊、疳，60、70 年代悉心肺炎、脑炎、泄泻、疳证，80 年代后又专心厌食、复感，是为应时顺势，尊古求新之典范。时代更易、儿科疾病谱不断变化，前辈医家发皇古义、融会新知、与时俱进，值得我辈效仿。

余 20 世纪 60 年代踏入医门，70 年代行医乡间，迭进大小、中西医院，无知无畏，已经独立处治流行性乙型脑炎、流行性脑脊髓膜炎、肝脓肿、麻疹肺炎合并心力衰竭等危重病症，深感前人留下的珍贵医学遗存，若是运用得当，确有回天再造之功。而且小儿虽为孱弱之躯，但脏气清灵，辨证施治得当，随拨随应绝非妄言。再经回校随大家深造，遂立志以弘扬仲阳学术为己任，应对临床新问题，博采各学科新技术，革故鼎新，献身幼科。

老子《道德经·第二十五章》云："人法地，地法天，天法道，道法自然。"一句"道法自然"揭示了"道"的最高境界，就是遵循"自然而然"的客观规律。上古几十万年的探索，5000 年的文明记录，载入了我们中华民族与疾病做斗争的历史成就。时至今日，虽然我们已经能够九天揽月、五洋捉鳖，但正确认识和处理危害人类健康的疾病仍然任重道远，儿科尤其如此。面对临床新情况、新问题，我们需要不断去探索其发生发展的规律，寻求治未病、治已病之道，这是我们中医儿科人的历史使命。

我们这一代中医儿科人，传承于20世纪中医儿科大家，有一定的中医理论与临床积累，又接受了现代相关学科的知识，经历了20世纪下半叶以来的社会变化、儿科疾病谱转变，刻苦求索，形成了承前启后的学术积淀。希望本套丛书作为我和我的门生在学术道路上"博学之，审问之，慎思之，明辨之，笃行之"（《中庸·第二十章》）的真实记录，留下一代中医儿科人问道求是的历史篇章。其是非曲直、璧玉瑕疵，恳请同道惠鉴。

南京中医药大学附属医院

汪受传

戊戌仲秋于金陵审思斋

前　言

"心者，君主之官也"。心在五脏六腑中处于主宰地位，是人体活动的中心。在藏象学说中有血肉之心与神明之心的区别。血肉之心指心脏实体，即心体，又称心之真脏；神明之心指精神、意识、思维活动归属于心，主要指大脑功能。

邪毒犯心，心体受伤，心之功能亦随之受损，可发为病毒性心肌炎、心悸、胸痹诸疾。小儿形气未充，脏腑娇嫩，腠理未密，汗出过多者常见。汗为心之液，故小儿汗证归属于心之病。心，在五行属火，为阳中之阳脏，居胸中。胸中为阳位，清虚之地，水饮、寒邪、瘀血等诸邪犯于胸中，心之气血运行不畅，心用失常则发为心悸、胸痹。

人的精神、意识和思维活动，属于大脑的生理功能，是大脑对外界事物的反映。在中医学中，人的精神、意识和思维活动与五脏皆有密切关系，肝藏魂、脾藏意、肺藏魄、肾藏志，而心藏神。《类经·藏象类》曰："神藏于心，而凡情志之属，唯心所统，是为吾身之全神也。"所以，心为五脏六腑之大主。心主神明实质是指大脑通过感觉器官，接受、反映客观外界事物，进行意识、思维情志等活动，此为神明之心。心主神明功能的正常，有赖于各脏气之平衡和充养，脏气失和，心神不宁则可发为夜啼、多寐、不寐、厥证、注意缺陷多动障碍等疾病。小儿脏腑娇嫩，神气未充，心神怯弱，又易受七情所困而难解，发为小儿焦虑症、小儿抑郁症、癫狂等神志疾病。先天禀赋不足、后天失养、外伤等损伤脑府，心主神明功能失司，则可发为智能迟缓、孤独症谱系障碍、健忘等痼疾。

随着社会的发展、生活水平的提高，传染病、脾系疾病发病率皆有明显下降。另一方面，电子产品的全面普及和功能的提升，给儿童获取丰富信息带来了便利，同时也给儿童精神发育造成了许多负面影响。现代社会家庭给孩子倾注了过高的期望，使儿童成长过程中承受过大压力，心神情志常受困扰，致使儿童心系疾病如注意缺陷多动障碍、儿童焦虑症、儿童抑郁症、癫狂等发病率显著上升。中医儿科工作者有必要正面应对疾病谱的转变，积极开展研究，适应社会发展的需要。如自1982年首次报道中医治疗注意缺陷多动障碍以来，中医儿科人对注意缺陷多动障碍进行了广泛的临床研究和总结，制订了注意缺陷多动障碍中医临床诊疗指南，开展了系列实验研究，便提高了本病的防治水平。

随着医疗技术水平的提高，心体损伤的疾病，如病毒性心肌炎、先天性心脏病的发病率逐渐下降，而神明之心异常的神志疾病却显著上升，如儿童焦虑症、注意缺陷多动障碍、儿童抑郁症等。这些疾病西医学常使用抗精神失常药物治疗，此类药物存在较多的副作用，儿童用药经验较欠缺，以及社会与家庭对此类药物认知程度不足，导致接受治疗的依从性不高。中医古籍对神志疾病有较多的记载和论述，有的还有专篇论治，中医药在成人抗抑郁、抗焦虑治疗方面已取得较好成效，中医儿科人亦应重视此类疾病，加强研究，发挥中医药的特色和优势，服务众多患病儿童。

本书系统介绍了儿童心系疾病的源流、病因病机、诊疗方案等内容。在审思心得篇，结合我们的临床体会对各病种进行了具体论述，分享心系疾病的诊疗思路和方法。期望各位同道共同努力，不断提高中医药防治儿童心系疾病的水平。

汪受传　廖颖钊
庚子仲春于金陵

目　录

心病证治概要

心病是指由先天禀赋不足、后天失养、外感邪毒、正气不足、情志内伤等原因引起心脏系统病理变化产生的疾病，包括心之本体异常、心所主功能失调导致的各种疾病。心之本体异常如先天性心脏病、心肌炎、心肌病等可表现为心悸、胸痹；正气不足，感受外邪，邪毒内舍于心，心体损伤可导致病毒性心肌炎；心主血脉失常可致心悸、胸痹；心藏神失司，可致夜啼、多寐、不寐；心神失常，脑府受损，可发为健忘、注意缺陷多动障碍、智能迟缓、孤独症谱系障碍等疾病；情志内伤，心主神明失司，则可致儿童抑郁症、儿童焦虑症、癫狂诸疾。汗为心之液，汗证亦归属于心病。

1. 古籍论心

我国古代很早就对心脏有所认识，甲骨文有"❤"（心）的文字，形似心脏。《难经·四十二难》中云："心重十二两，中有七孔三毛，盛精汁三合。"描述了心脏的解剖结构。《黄帝内经》认为，心是人体精神活动的主宰。如《素问·灵兰秘典论》曰："心者，君主之官，神明出焉。"《灵枢·邪客》曰："心者，五脏六腑之大主也，精神之所舍也。"《灵枢·本神》曰："所以任物者谓之心。"将人体的精神活动、思维活动、记忆等功能皆归属于心。这些观点反映了中医学对"心"的基本认识，成为后代认识心脏生理病理和疾病防治的渊薮。

前贤对心系的基本认识可以归纳为心主血脉、心藏神、在体合脉、其华在面、开窍于舌、寄窍于耳、在液为汗、在志为喜。心脏与小肠府相合，手少阴心经与手太阳小肠经相为表里。心之本体与附属器官、功能，构成了中医学心脏系统。

心主血脉：指心具有主管血脉和推动血液在脉管中运行的功能，包括主血和主脉两个方面。如《素问·痿论》说："心主身之血脉。"《素问·五脏生成》曰："诸血者，皆属于心。"《读医随笔·证治类》曰："凡人周身百脉之血，发源于心，亦归宿于心，循环不已。"《素问·阴阳应象大论》曰："心生血。"《医碥·血》说："血为心火之化，以其为心火所成……故经谓心生血，又云血属于心。"心主血脉，血足则面容光彩，脉络满盈，故曰其华在面，其充在血脉。

心藏神：又称心主神志、心主神明。指心有主宰人体生命活动及精神、意识、思维活动的功能，前者为广义的神，后者为狭义的神。《灵枢·邪客》曰："心者，五脏六腑之大主也，精神之所舍也，其脏坚固，邪弗能容也；容之则心伤，心伤则神去，神去则死矣。"《灵枢·本神》曰："所以任物者谓之心。"人的精神、意识、思维活动，虽五脏各有所属，但主要还是归属于心主神明的生理功能，故《类经·疾病类》曰："心为五脏六腑之大主，而总统魂魄，兼赅意志。"

在体合脉：指心与血脉相连，心气推动血液在血脉中运行，心之气血强弱可从脉象中反映出来。《素问·五脏生成》说："心之合脉也，其荣色也。"《类经·藏象类》说："心主血，血行脉中，故合于脉。"若心气不足则脉细软无力；心气不匀则出现促、结、代脉等。《灵枢·逆顺肥瘦》说："婴儿者，其肉脆、血少、气弱。"指出婴儿的血、气皆处于相对不足的状态。

其华在面：心主血脉的功能，可从面部色泽反映出来。例如，心气充则面红润光泽，心气血虚则面淡白，心血瘀则面青紫。《灵枢·经脉》说："手少阴气绝则脉不通，脉不通则血不流，血不流则髦色不泽，故其面黑如漆柴者，血先死。"

开窍于舌：心经的别络联系于舌，舌的色泽、味觉、舌体运动、语言与心密切相关，舌的功能正常有赖于心之功能正常。《灵枢·脉度》说："心气通于舌，心和则舌能知五味矣。"心的病变亦可从舌上反映出来，《备急千金要方·舌病》说："舌主心脏，热即应舌生疮裂破。"如心火旺则舌尖红赤或口舌生疮；痰迷心窍可见舌强不语。

心寄窍于耳：耳聪亦有赖于心之功能正常。《证治准绳·杂病·耳》云："肾为耳窍之主，心为耳窍之客。"肾主耳，其功能之正常，又赖于心火与肾水互济。《灵枢·邪气脏腑病形》亦云："其别气走于耳而为听。"张云聪注曰："别气者，心主之气也。"充耳不闻、呼之不应便属于心病症状之一。

在液为汗：心与汗液的生成排泄有关。汗为津液所化，称为津血同源、血汗同源。病理上，若患儿因故大汗出，或用药发汗过度，则可损伤心阳，出现心慌、心悸，甚至出现大汗亡阳的危证。《素问·经脉别论》说："惊而夺精，汗出于心。"小儿阳常有余，清阳发越，故出汗较成人为甚。小儿心火亢盛则烦闹不宁、溱溱汗出。

在志为喜：心的生理功能与情志的喜有关。适度的喜有益于心主血脉、心藏神的功能。如《素问·举痛论》说："喜则气和志达，营卫通利。"但喜乐过度则使心神涣散，如《灵枢·本神》说："喜乐者，神惮散而不藏。"《素问·阴阳应象大论》说："喜伤心。"

神之所主有心藏神、脑藏神之说，历来有争议。早期中医对精神类问题分析主要依据《黄帝内经》的"心主神明论"和"五脏配五志论"。另外，《素问·五脏生成论》说："诸髓者，皆属于脑。"《灵枢·海论》说："髓海有余，则轻劲多力，自过其度；髓海不足，则脑转耳鸣，胫酸眩冒，目无所见，懈怠安卧。"就脑髓对于精神状态的影响也有所论述。明代李时珍在《本草纲目·辛夷》中明确提出了"脑为元神之府"。清代王清任认为"灵机记性不在心在脑"，脑藏神之说逐渐发展起来。王清任在《医林改错·癫狂梦醒汤》中言："癫狂一证，哭笑不休，詈骂歌唱，乃气血凝滞脑气，与脏腑气不接，如同做梦一样。"分析癫狂乃"气血凝滞脑气"而发病，但其治疗仍局限于气血病机辨证用药，他未能对脑病的辨证用药做全面阐述。"心藏神"的实质是大脑通过感觉器官接受、反映客观外界事物，开展意识思维情感等活动。中医学中的"心"既不是简单的形质结构上的心脏，也不是现代意义上的大脑，而是主管血脉循行和心理活动的主要器官。

有关儿科心病，《诸病源候论·小儿杂病诸候》已经有惊候、惊啼、夜啼、惛塞、四五岁不能语等多种证候的记载。钱乙《小儿药证直诀·脉证治法》论述了心病以"惊"为主症及其虚实证候，其曰："五脏所主：心主惊。实则叫哭发热，饮水而摇；虚则卧而悸动不安。"又曰："五脏病……心病，多叫哭，惊悸，手足动摇，发热饮水。"其中就包含了心脏之体与心脏之用产生的病变。明代万全《幼科发挥·心经主病》则为钱氏所论立方"实则导赤散、泻心汤；虚则二安神丸服之"。以导赤散治疗"心热及小便赤，夜啼"；泻心汤治"惊热"；二安神丸指钱氏安神丸和东恒安神丸，用于邪热惊啼等症。历代儿科对于小儿惊证如惊风、惊痫、惊惕、惊恐、惊啼、惊热、胎惊等有大量论述。

"心藏神"理论经过千百年的临床验证和完善，逐渐形成了完整的体系，贯穿于中医学的理、法、方、药等方面，突出表现了人体是一个以五脏为中心的统一整体。"心藏神"一直在中医儿科理论和临证中发挥着重要作用，《保婴撮要》对于夜啼、吐舌弄舌、烦躁、不寐、惊悸、喜笑不休等多种儿童心神失主病证有病机、证候、治法的论述，并皆附若干病案以示例，给我们认识和处理这类病证提供了启迪。

2. 审思心悟

儿科心病的种类繁多，各病种间临床表现差异显著，从心之生理病理探求，细究其源由，即可把握疾病的病因病机，辅以八纲辨证、气血津液辨证、病因辨证、脏腑辨证等辨证方法详辨其证，从而立法选方用药，再根据具体病情配合针灸、推拿、药物外治等治疗，多能效验。

儿科心病大体可分为心体损伤、心用失常两类。心体损伤，病多较急重并经久，由邪毒入侵心脉，内舍于心，可致心悸、胸痹。心用失常，主要为心之气血阴阳失调，心神失养而起。若邪盛直犯心神，亦可出现危重之候，如厥证、癫狂之重证，或心阳虚衰之危证。现代精神类、脑部疾病，大多归属心病，近代中医虽认识到与脑府有密切关系，但临证时除了醒脑、开窍等法外，仍多按脏腑辨证，归属于心、脾、肾三脏辨治。

心病的病因可分为先天因素和后天因素，或两者兼而有之。先天因素主要责之禀赋不足，如家族遗传史，母孕期体弱多病，孕母情志不遂，早产、难产等损伤胎元。后天因素又可分感受外邪、饮食不节、脾失健运、久病体虚等，而情志失调尤为重要。病理机制可分为心体损伤和心用失常两类。心体损伤多见于胎禀不足，心体异常，或后天外感邪毒，内舍于心，心体受损，脉络瘀滞。心用失常见于先天禀赋不足、后天失养，心之气血阴阳受损，七情所伤，心神失主。心体损伤，继而损伤心用，则可以体用异常证候并见。

儿科心病的辨证首先应辨别心体受损、心用失常之异。心体受损主要见于心悸、胸痹、病毒性心肌炎等病，急者病情多危重，常伴大汗淋漓、气短乏力、纳差、面色发青、脉微等症状，心电图、心肌酶、心脏彩超等检查可能发现异常。心用失常，则最常见精神行为失调的各种表现。次辨外感内伤。外感者，起病急、病程短，常伴发热、恶风寒、咳嗽、咽痛、流涕、鼻塞，或伴腹泻、腹痛等症状；内伤者，起病多缓，病程一般较长，多有七情失调、环境改变、饮食不节等因素，或大病久病之后发病。再按八纲辨证，声高气粗，急躁易怒，多动兴奋，口渴，发热，咽痛，溲黄，便干，舌红苔黄者，多属阳证；声低气短，安静嗜睡，情绪低落，寡言少语，食少纳呆，神疲乏力，溲清，便溏，舌淡苔白者，多属阴证。心病多为里证，伴发热，恶风寒，鼻塞流涕，咳嗽，咽痛者，为夹有表证。哭声时高时低，面青，四肢不温，心胸疼痛如绞、遇寒则发或加重，属寒证；哭声响亮，面红目赤，手足温暖，便干溲黄，胸痛、得热痛甚者，属热证。精神疲倦，面苍白或萎黄，沉默不语，惊恐惧怕，神思涣散，注意缺陷，口不渴，唇淡，气短息弱，便溏溲清，舌淡苔白者，脉细弱无力，多属虚证；兴奋好动，躁扰不安，惊啼不宁，面红，口渴，唇红目赤，声高息粗，便干溲黄，舌红苔黄，脉有力者，多属实证。

心病的病位主要在心，常涉及脾胃、肝胆、肾等脏腑。食少纳呆，恶心呕吐，嗳气，腹胀，腹痛，眩晕神昧者，病及脾胃；急躁易怒，情绪抑郁，口苦，冲动，胆小易惊，惕惕不安，惊风抽搐，病及肝胆；发育迟缓，畏寒，健忘，五心烦热，心肾同病。

心病的治疗原则为调和气血，燮理阴阳，宁心安神，调整脏腑。心体受伤，早期治以清热解毒，佐以宁心安神，后期以调理脏腑、宁心安神为主。心用失常，邪扰心神，治以祛邪宁心，安神定志；心神失养者，治以扶正养心，宁心安神。先天禀赋异常，心体有异者，治以活血化瘀、调理脏腑为主。宁心安神定志法适用于心病各病证，临证视寒热虚实不同灵活合用之。

儿科心病常见证候及治法如下。

心气虚证：心悸气短，怔忡不安，精神欠振，神疲乏力，嗜睡或少寐，易于惊惧，虚烦不安，语声低微，面色少华，自汗且动则加重，舌质淡，舌苔白，脉细弱或结代。治以补益心气，用独参汤加味，以人参为君，证情较轻者也可以用党参、太子参，并可以加用黄芪、茯苓、白术、山药、大枣等药以助补益心脾之气。《神农本草经·人参》谓："主补五脏，安精神，定魂魄，止惊悸，除邪气，明目，开心益智。"人参是心病要药。临床常用的人参分为红参和白参，红参温补力较强、白参性较平和用于清补，回阳救逆时多用红参、补益心气常用白参。临证时常选用白参中价格较廉之生晒参，常用量5～10g。

心血虚证：心悸或怔忡，心烦多梦，健忘眩晕，注意缺陷，头晕眼花，发黄稀疏不泽，面白无华，唇甲色淡，四肢麻木，舌质淡白，舌苔薄，脉细弱。治以补养心血，用四物汤为基本方。气血两虚以心神不安、注意缺陷为主者，需益气补血养心，用归脾汤加减。当归入心经，是养心血主药，《药品化义·当归》云："此独一物而全备：头补血上行，身养血中守，梢破血下行，全活血运行周身。"常用归身以养血、归尾以活血，全当归则兼具养血活血之功。养心安神常配伍酸枣仁、白芍、五味子，合"心苦缓，急食酸以收之"（《素问·脏气法时论》）。养血活血通络常用桃红四物汤。

心阴虚证：心悸或怔忡，心烦少寐，多动不宁，潮热或低热，手足心热，盗汗，口咽干燥，舌红少津，舌苔光或薄黄，脉细数。治以补益心阴，主方取生脉散。其中人参可换用西洋参，虽补气力弱于生晒参，但养阴生津功胜，更适用于气阴两虚偏阴虚者，常用量 3～10g。心气阴亏虚甚者，亦可与人参相伍使用，大补心之气阴。精神恍惚，动作不能自控者，可选甘草小麦大枣汤加味；怔忡健忘，注意缺陷者，可选归脾汤加减。

心阳虚证：心悸气短，动则加重，易惊健忘，反应迟钝，神疲自汗，面色淡滞，畏冷肢凉，或见足跗浮肿，舌质淡润，舌苔白，脉迟弱或结代。危重症心阳虚衰证候见：心悸不宁，气息短促，呼吸微弱，大汗淋漓，四肢厥冷，口唇青紫，神识不清，脉微细疾数欲绝等。治以温补心阳，首选桂枝加附子汤。桂枝为君药，能助心阳、通血脉、止悸动。仲景桂枝类方在今之儿科心病应用亦甚广，如桂枝加龙骨牡蛎汤治疗营卫不和之汗证，茯苓桂枝白术甘草汤治疗阳虚饮停之心悸，炙甘草汤治疗心脉失养之脉结代、心动悸，枳实薤白桂枝汤治疗胸阳不振之胸痹。若见心阳虚衰之危症，则当以参附汤、参附龙牡救逆汤益气回阳救逆固脱。

心血瘀阻证：胸闷不舒，心悸不宁，或有胸骨后刺痛，重者疼痛不安，引及肩背臂内，唇指青紫，或见肌肤紫癜，出血紫暗，舌质暗红或见瘀斑，苔少而润，脉涩或结代，指纹紫滞。除部分先天性心脏病外，小儿此证多不典型，证候难以自述，临证时心病兼见瘀血症状、舌象，及血液黏稠度检查异常等，均需考虑兼夹本证。治以活血通脉，以桃红四物汤为基本方，常用川芎、桃仁、红花、当归尾、赤芍、丹参、郁金、桂枝、土鳖虫等。手拈散治疗气滞血瘀之胸痹心痛证，当归四逆汤治疗血虚寒厥之手足厥寒证，失笑散治疗瘀血停滞之心腹刺痛证等。

心神不安证：心烦易惊，心悸怔忡，恐惧不安，夜寐不宁，夜啼多汗，健忘神疲，神识失聪，行为异常，舌质红，舌苔薄，脉细数。治以宁心安神，以天王补心丹为主方，常用药酸枣仁、柏子仁、茯苓、党参、麦冬、远志、五味子、珍珠母、龙齿等。夜间惊啼不安用远志丸加减；心烦怔忡用安神丸加减；心悸失眠用磁朱丸加减；健忘多梦用孔圣枕中丹加减；惊风、惊痫用琥珀抱龙丸。镇惊安神常用到矿物药，其中琥珀安神兼以活血、龙骨安神兼以平肝、磁石安神镇惊益肾，而以朱砂清心安神效力较强，但因其主要成分为硫化汞，需控制剂量、疗程，且一般均入丸散剂成药，儿童需慎用。

心火炽盛证：烦闹不安，夜啼少寐，面赤口渴，甚则狂躁谵语，或衄血鲜红，口疮口糜，舌尖红，舌苔薄黄，脉数。治以清心安神，以导赤散为基本方。口舌干燥用清心莲子饮加减；吐衄便秘用泻心汤加减；口疮口糜用泻心导赤散加减；狂躁烦闹用竹叶导赤散加减。

痰火扰心证：面赤气粗，烦闹口渴，多啼少寐，小便短赤，大便秘结，甚者神昏谵语、狂躁妄动、哭笑无常、精神错乱，舌质红，苔黄腻，脉滑数。治以豁痰清心，用生铁落饮为基本方。神昏谵语用牛黄清心丸；狂躁妄动用礞石滚痰丸；大便秘结用大承气汤；烦躁神昧者用菖蒲郁金汤。

痰迷心窍证：精神抑郁，神识呆滞，举止失常，喃喃自语，甚者痴呆木然，或昏迷痰鸣，舌质淡，苔白腻，脉滑。治以涤痰开窍，用涤痰汤加减，常用药石菖蒲、胆南星、法半夏、远志、陈皮、浙贝母、枳实、竹茹等。痰蒙心窍之癫痫、多寐、孤独症谱系障碍用涤痰汤；痰扰心悸及痰浊蒙蔽之少寐、智能迟缓用温胆汤；痰气郁结之癫病用顺气导痰汤。

3. 研究进展

新中国成立以来，中医儿科学科与其他中医学科一样得到了前所未有的发展，在小儿心病研究方面也取得了不少的成绩。

自1960年首次报道中西医结合救治小儿病毒性心肌炎获得成功以来，中医儿科人对本病发病规律进行了深入研究，探索总结其病因病机规律，辨证与辨病结合治疗研究有了较快进展。中医药的使用丰富了本病治疗手段，提高了疗效。通过对本病常用中药的药理研究，发现了中医药治疗病毒性心肌炎的作用靶点，阐明了部分作用机理，开发出新剂型用于治疗，生脉注射液、参麦注射液、参附注射液等在救治小儿病毒性心肌炎中显示了一定的作用。

　　注意缺陷多动障碍的中医药治疗研究取得了令人瞩目的成果。20世纪80年代初开始，中医儿科人就及时参与、探讨从中医药的角度认识和治疗本病，使得本病的临床研究得到快速发展。研究发现，随着社会的发展，生活、学习环境的变化，注意缺陷多动障碍的证类亦有较大变化，早期研究认为本病以虚证为主，尤以心脾两虚、肝肾阴虚证多见，近年来关于心肝火旺证、痰火内扰证报道明显增多。近40年来，注意缺陷多动障碍在病因病机、中医证类、辨证论治、用药规律以及外治法等方面的研究均取得了丰硕成果。1982年经捷等首先分析了本病的中医病因病机及辨证治法，2011年韩新民进行了注意缺陷多动障碍诊疗方案和临床路径的研究，2012年王素梅等人制订了《中医儿科常见病诊疗指南·注意力缺陷多动障碍》，2018年韩新民等人又制订了《中医儿科临床诊疗指南·注意缺陷多动障碍（修订版）》。近10多年来，注意缺陷多动障碍的中医药实验研究正在逐渐深入，通过科学基金网络信息系统检索2007年至2018年8月由国家自然科学基金委员会资助的有关ADHD中医药研究项目共有15项，其中单味中药/中药单体研究3项、药对研究1项、中药复方研究10项。同时，也研发了一批中成药用于临床，如多动宁胶囊、静灵口服液、地牡宁神口服液、集神口服液、小儿智力糖浆等，丰富了治疗手段、提高了依从性。

　　随着生活水平的提高，人们对一些儿童心病的顽疾如智能迟缓、孤独症谱系障碍关注度也随之提升，这些疾病的中医药治疗研究也取得了较多成果。如在智能迟缓方面，随着现代诊治水平的提高，智能迟缓的发病率并没有随之下降，在药物治疗方面，迄今为止尚未寻找到有肯定疗效的药物。现代中医学对本病的病因病机、辨证论治、治疗方法进行了深入的研究，认为本病由先天禀赋不足，后天调养失宜而致，多属虚证。以肾、心、肝、脾亏虚为主，也有因瘀血、痰浊阻滞脑络而致神明失聪。随着认识的深入，近年来，中医药治疗取得了不少成果，丰富了治疗方法，通过益精填髓、补肾养心、滋肝补脾，配合醒脑开窍、温补元气、活血通络、涤痰化浊等治法，中药、针灸、推拿等手段的综合运用，调补后天，促进发育，改善智能，并与适宜的教养方法相结合，使智能迟缓的智力潜能得到发挥，取得较好疗效。针灸治疗方面，成果显著。如靳瑞教授在总结和继承历代医家有关理论与经验的基础之上，结合西医学有关脑研究的成果，创立了"三针"体系，以头部特定穴为主，配合辨证论治，治疗千余例智能迟缓，取得了较满意的疗效，在学术界引起关注和推广应用。

孤独症谱系障碍在我国的系统研究起步较晚，1982 年陶国泰教授首次报道 4 例自闭症儿童后，本病在我国才引起了研究者的重视。中医学的研究主要集中在孤独症谱系障碍病因病机、证型、治疗方法、现代临床应用、中药用药规律等方面。近年来，在中医干预孤独症谱系障碍的临床研究中，辨证论治汤剂、中成药、针灸、推拿、物理因子治疗等疗法已经逐渐形成比较成熟的方案。中西医结合干预儿童孤独症谱系障碍可以扬长避短，增强疗效。文献研究显示，中西医结合的综合干预方法疗效要明显优于单纯中医和单纯西医的治疗。

2015 年国家中医药管理局组织进行《中医儿科临床诊疗指南·汗证》《中医儿科临床诊疗指南·精神发育迟滞》《中医儿科临床诊疗指南·孤独症谱系障碍》《中医儿科临床诊疗指南·儿童多动症》项目的编制工作，现已经完成发布，对于这些疾病的规范治疗将起到积极的作用。

4. 学术展望

中医儿科心病的现代研究已经取得了不少成绩，但是，与其他系统疾病的研究相比，心病研究无论在深度和广度方面仍然显得不够。进入现代社会，由于环境因素的变化，儿童心病的病种在增加，发病率有上升的趋势，给我们儿科工作者不断提出新挑战。

随着社会发展、医学进步，一些由生物因子（细菌、寄生虫）所致的疾病发病率下降，而另外一些疾病，如心脑血管疾病、精神类疾病等，已成为人类健康的主要危害。曾经为人类健康作出过重大贡献的生物医学模式，在这些疾病面前显得束手无策。因为这类疾病的发生原因主要不是生物学因素，而是社会因素或（和）心理因素所致。于是，出现了综合生理、心理和社会因素对人类健康与疾病影响的医学观，这就是生物—心理—社会医学模式。中医学的整体观点一向重视人与环境的和谐统一，社会因素，包括家庭经济水平提高、出生率降低、多媒体发达，以及社会竞争的加剧等，所带来的儿童成长环境的变化，是儿科心病发病率上升的主要因素。如何弘扬中医学整体观点的思维方式，发挥中医多种疗法的优势，提高对于儿童心病的认识及其防治水平，是我们当代中医儿科工作者的重要任务。

在儿科心病预防医学领域，注意预防外感疾病对于心体损伤的同时，更应当在改善儿童成长环境、降低心用类疾病发病率方面下功夫。《诸病源候论·小儿杂病诸候》提出的"小儿……不可暖衣，暖衣则令筋骨缓弱。宜时见风日。若都不见风日，则令肌肤脆软，便易伤损。"对于增强儿童体质、减少外感疾病造成的心体损伤有积极意义。张子和的《儒门事亲·过爱小儿反害小儿说》分析"盖富贵之家，衣食有余，生子常夭；贫贱之家，衣食不足，生子常坚"的原因在于过于溺爱、纵其所欲，看似爱儿，实际上造成小儿正常心理发育的障碍，其结果反而对孩子有害。当今社会，大力宣传给孩子减少溺爱、使其经受挫折教育，减轻负担、使其快乐成长，加强接触交往、使其适应社会，是降低心用类疾病发病率的有效措施。

儿科心病的基础研究还很薄弱，亟待加强。成长环境对于心病发病的影响值得探讨，心、脑及其他脏腑在心病病因病机中的地位、作用与相互影响应当深入研究，心病领域"同病异治""异病同治"方法有待建立，病、证结合的儿科心病动物模型需要研制，儿科心病中药及制剂的药理研究必须开展，有效方药的中成药研制应适应社会需求而加大力度进行。

提高中医药治疗儿科心病的临床疗效仍是研究的重点，故最需要加强的还是临床研究。汗证、夜啼在儿科古籍中已经有大量记载，现代在临床上中医药治疗被广泛应用，取得良好的效果，对于这类中医优势病种，还需要在规范的临床研究基础上总结提炼，得出更有说服力的研究总结，为其推广应用提供有力的循证证据。胸痹、心悸、厥证中包含了器质性和功能性的不同疾病，有必要在相关辅助检查的基础上，研究其不同西医学疾病诊断的中医药辨证论治规律，以进一步明确中医药治疗的适应证及其预后。儿童健忘、多寐、不寐、智能迟缓的临床研究开展时间不长，积累的经验还不多，但临床需求不断增加，提高中医药治疗这类疾病的疗效，对于促进儿童智能发育有重要意义，需要有更多的同道关注、研究，优选、总结治疗方案。有关中医、中西医结合治疗病毒性心肌炎的报道不少，但实际上多数临床实践局限在中医药对于心肌损伤的治疗，即使如此，中医药治疗对于改善患儿心电图、心肌酶改变的效应还是值得认真分析的，这方面实事求是的研究总结有着广泛的推广应用前景。注意缺陷多动障碍的研究报道较多，但因本病缺乏临床诊断及疗效评价的客观指标，中医药治疗的效果要得到医学界的公认还需要做更多的工作，中医药对于患儿主要表现注意力涣散、活动过多、情绪不稳、冲动任性、自我控制能力差的治疗效应需要分别观察，并发抽动障碍的辨证论治规律需要探讨，力图得出客观结论。孤独症谱系障碍、儿童抑郁症、儿童焦虑症、儿童癫狂病的古代记载不多，现代研究也还在起步阶段，随着这类心用疾病发病率的增加，有必要增加对这些疾病的关注，寻求中医药治疗的有效方案。

中医儿科心病防治的研究，正由于其积累尚不够丰厚，有着更大的学术发展潜力和空间，相信会成为未来学科研究的热点领域之一。

第一章

夜啼

夜啼是指婴幼儿白天能安静入睡，入夜则啼哭不安，时哭时止，或每夜定时啼哭，甚则通宵达旦的一种病证。古代医籍中又称为儿啼、躯啼等，多见于6个月内的小婴儿。

啼哭是新生儿及婴儿的一种生理活动，也是表达要求或痛苦的方式。充足的睡眠是小儿健康的重要保证。若是夜间啼哭不止，睡眠不足，生长发育就会受到影响。饥饿、惊吓、尿布不洁、衣着过冷或过热等，皆可引起啼哭。此时若喂以乳食、抱起安抚、更换不洁尿布、调节冷暖后，啼哭即止，不属病态。啼哭也是婴幼儿时期一种本能的特殊运动方式，适量的啼哭有利于婴幼儿的生长发育。只是长时间反复啼哭不止方属病态。反之，新生儿若不哭，伴之不动、不吃等，乃是疾病重笃或特殊疾病的表现。

夜啼在古籍论述较多，不少医家在著作中都列有专门章节论述夜啼的病因病机和治疗。如《幼科折衷·夜啼》描述："夜啼四症惊为一，无泪见灯心烦热，面目颊青脐下痛，面黧大哭是神干。"夜啼有轻有重。轻者可不治而愈，重者可能是某些疾病的早期反映。因此，在未找到夜啼的原因之前，必须密切观察病情变化，以便作出相应的处理，切勿任其啼哭而耽误病情。诚如《幼科释谜·啼哭原由症治》所说："务观其势，各究其情，勿云常事，任彼涕淋。"

本章主要论述婴儿夜间不明原因的反复啼哭，不包括因伤乳、口疮、发热或因其他疾病引起的啼哭。

【病因病机】

本病病因包括先天因素和后天因素两个方面。先天因素责之于孕母阴阳失调，遗患胎儿，或禀赋不足；后天因素包括腹部受寒、体内积热、暴受惊恐等。病位主要在心、脾、肝，病机主要在心热、脾寒、惊恐、肝旺，心热则神烦而啼、脾寒则腹痛而啼、惊恐则神不安而啼、肝旺则躁烦而啼。

1. 心经积热

若孕母脾气急躁，或平素恣食辛燥炙煿之物，或过服温热药物，蕴蓄之热遗于胎儿；出生后护养过温，受火热之气熏灼，均可令体内积热。心火上炎，心神不安则啼哭不止。由于心火亢盛，入夜阳气潜藏于内，血归于肝，心火更炽，阴不能制阳，心神受扰，故夜间不寐而啼哭不宁；日间阳出于外，血归于心，心火减轻，故白天入寐，夜间心火复亢，故入夜又啼。周而复始，循环不已。

2. 脾寒气滞

由于孕母素体虚寒、恣食生冷，致小儿胎禀不足，脾寒内生。或因护理不当，腹部中寒，或用冷乳哺食，寒伤中阳，凝滞气机，不通则痛，因痛而啼。由于夜间属阴，脾为至阴之脏，阴盛则脾寒愈甚，寒滞气机，故入夜腹中作痛而啼。

3. 惊恐伤神

心藏神而主惊，小儿神气怯弱，智慧未充，若见异常之物，或闻特异声响，常致惊恐。惊恐伤肾，心气紊乱，肾水不能上济心火，心肾不交，致使心神不宁，寐中惊惕，因惊而啼。

4. 脾虚肝旺

若喂养不当，营养失调，积滞内生，郁而生热，或久居室内，或持续阴雨，少见阳光，肝失疏泄调达，难伸刚直之性，烦躁叫扰而哭闹不安。

总之，本病因寒、因热、因惊、因肝旺所致，病性有虚有实，临床以实证居多。

【临床诊断】

1. 诊断要点

（1）多见于6个月以下婴儿，难以查明原因的入夜啼哭不安，时哭时止，或每夜定时啼哭，甚则通宵达旦，哭过如常，而白天能安静入睡。

（2）全身一般情况良好，排除外感发热、口疮、肠套叠、疝气等疾病引起的啼哭。

（3）或有家族史，或有腹部受寒、护养过温、暴受惊恐等病史。

2. 鉴别诊断

（1）生理性啼哭：哭时声调一致，余无其他症状，在经过详细检查后未发现阳性体征，此时应考虑为生理性哭闹。大多因喂养不当、饥饿或护理不当引起，予相应处理后啼哭能止。

（2）病理性啼哭：应与以下疾病做鉴别。

1）中枢神经系统疾病：新生儿中枢神经系统感染或颅内出血，常有音调高、哭声急的"脑性尖叫"声，伴呕吐、精神反应差、抽搐等表现。

2）消化系统疾病：各种肠道急性感染性疾病或消化不良时，可由肠痉挛所致阵发性腹痛引起啼哭，哭声呈阵发性，时作时止，昼夜无明显差异；脱水时哭声无力或嘶哑；急腹症（如肠套叠）时可引起突然嚎叫不安，伴呕吐、面色苍白、出汗等症状；佝偻病及手足搐搦症病儿常烦躁不安，易惊，好哭；营养不良小儿常好哭，但哭声无力，易烦躁。

3）甲状腺功能减退症：由于声带发生黏液性水肿，虽能哭闹，但哭声发哑。

4）其他常见病：如感冒鼻塞、疝气、口疮、疱疹性咽峡炎、中耳炎及皮肤感染、蛲虫感染等，皆可发生夜间哭闹。

【辨证论治】

1. 辨证要点

（1）辨疾病轻重：小儿夜间啼哭，白天安静入睡，哭时声调一致，哭过如常，又无其他病证，此等夜啼病情较轻，可按心热、脾寒、惊恐、肝旺辨证。若分娩时有损伤，哭声尖厉、持久、嘶哑或哭声无力、昼夜无明显差异，多属严重疾病的早期反应，需注意检查作出诊断。辨证要与辨病相结合，不可将他病引起的啼哭误作夜啼，耽误病情。

（2）辨寒热虚实：啼哭的虚实寒热以哭声的强弱、持续时间的长短、兼症的性质来辨别。哭声响亮而长为实，哭声低弱而短为虚；哭声绵长、时缓时急为寒，哭声清扬、延续不休为热；哭声惊怖、骤然发作为惊啼、为腹痛；哭声无力，烦躁寐不安，肚腹膨大，面黄发稀为肝旺。婴儿夜啼以实证为多，虚证较少。

2. 治疗原则

调整脏腑的虚实寒热，使脏气平和，血脉调匀，是夜啼的主要治疗原则。若五脏元真通畅，气血循行有度，昼夜阴阳交替有序，势必安然入睡。因此，一般不必多用镇静安神之剂，是不安神而神自宁。因心经积热者，治以清心安神；因脾寒气滞者，治以温脾行气；因惊恐伤神者，治以镇惊宁神；因脾虚肝旺者，治以健脾柔肝。

3. 证治分类

（1）心经积热

证候 夜间啼哭，哭声响亮，见灯尤甚，哭时面赤唇红，烦躁不宁，身腹俱暖，大便秘结，小便黄短，舌尖红，苔薄黄，指纹紫滞。

辨证 本证为禀受胎热或后天蕴热，心有积热，神明受扰所致。以夜啼伴哭声响亮、烦躁不安、心神不宁、面赤唇红等心火证候为辨证要点。

治法 清心导赤，泻火安神。

方药 导赤散加减。常用生地黄清心凉血；竹叶、通草清心降火；甘草泻火清热；灯心草清心火，引诸药入心经。

大便秘结而烦躁不安者，加麦冬、虎杖泻火除烦；腹部胀满、乳食不化者，加炒麦芽、莱菔子、焦山楂消食导滞；热盛烦闹者，加栀子、淡豆豉清热除烦。

（2）脾寒气滞

证候 哭声时高时低，时哭时止，睡喜蜷卧，腹喜按压，四肢欠温，或吮乳无力，胃纳欠佳，大便溏薄，腹胀，肠鸣，小便色清，面色青白，唇色淡红，舌质淡，苔薄白，指纹多淡红。

辨证 本证多见于初生儿或小婴儿，禀受胎寒，或护理失宜，脾胃受寒，寒凝气滞，气机不畅，不通则痛所致。以夜啼伴喜睡蜷卧、腹喜按压、腹胀肠鸣、面色青白等里寒气滞证候为辨证要点。

治法 温脾散寒，行气止痛。

方药 乌药散合匀气散加减。常用乌药、高良姜、炮姜温中散寒；砂仁、陈皮、木香、香附行气止痛；白芍、甘草缓急止痛；桔梗调畅气机。

大便溏薄者，加党参、白术、茯苓健脾益气；时有惊惕者，加蝉蜕、钩藤祛风止啼。哭声微弱，胎禀怯弱，面色苍白，手足不温，形体羸瘦者，可用附子理中汤治之，温壮元阳。

（3）惊恐伤神

证候 夜间突然啼哭，如见异物状，哭声尖锐，时高时低，时急时缓，神情不安，时作惊惕，紧偎母怀，面色乍青乍白，舌苔薄白，脉数，指纹色紫。

辨证 本证多因小儿心神怯弱，或胎禀不足，加之暴受惊恐，心神不宁所致。以睡中突然啼哭，哭声时急时缓，神情不安，时作惊惕为辨证要点。

治法 定惊宁神，补气养心。

方药 远志丸加减。常用远志宁心安神，定魂魄；石菖蒲醒神开窍；茯神宁心安神；龙齿、磁石镇惊安神；党参（人参）、茯苓、当归补益气血，养心安神。

睡中时时惊惕者，加钩藤、菊花以息风止惊；喉中痰鸣者，加僵蚕、矾郁金化痰安神；腹痛便溏者，加白芍、木香行气柔肝止痛；严重者可暂用琥珀抱龙丸以安神化痰。

（4）脾虚肝旺

证候 入夜而啼，哭声时高时低，烦躁叫扰，辗转不安，纳少腹大，面黄发稀，寐中盗汗，大便色青，舌淡红，苔薄白，指纹紫滞或淡。

辨证 本证多见于乳幼儿。因日照不足，喂养不当，营养失调引起，大多见于人工喂养或母乳不足过早断奶的小儿。初起多由积滞而生，因胃不和则卧不安，脾虚则肝旺，心神不宁所致，以夜啼伴烦躁叫闹、辗转不安、腹大、面黄发稀为辨证要点。

治法 健脾柔肝，消积宁神。

方药 柴芍六君子汤加减。常用银柴胡、白芍柔肝清虚热；太子参、炒白术、茯苓、陈皮健脾益气；龙骨、牡蛎滋阴潜阳，镇惊宁神；龟甲、鸡内金软坚散结。

积滞著者加谷芽、麦芽、焦山楂消食导滞；惊惕不安者加钩藤、蝉蜕、淮小麦平肝安神。

本证若以脾虚为主要见症时，可用六君子汤加味；若心脾两虚、气血不足时，也可用归脾汤加减，适加平肝软坚之味。

【其他疗法】

1. 中药成药

（1）小儿七星茶：每袋 7g。每服 3.5g，1 日 2～3 次。用于心经积热证、脾虚肝旺证。

（2）琥珀抱龙丸：每丸1.8g。婴儿每服1/3丸，1日2次。用于惊恐伤神证、脾虚肝旺证。不宜久服。

2. 药物外治

（1）艾叶、干姜粉适量。炒热，用纱布包裹，熨小腹部，从上至下，反复多次。用于脾寒气滞证。

（2）丁桂儿脐贴：贴于脐部，每次1贴，24小时换药1次。用于脾寒气滞证。

3. 针灸疗法

（1）针刺：取中冲穴，不留针，浅刺出血。用于心经积热证。

（2）艾灸：将艾条燃着后在神阙周围温灸，不触到皮肤，以皮肤潮红为度。每日1次，连灸7日。用于脾寒气滞证。

4. 推拿疗法

（1）分阴阳，运八卦，平肝木，揉百会、安眠（翳风与风池连线之中点）。脾寒者加补脾土，揉足三里、关元；心热者加泻小肠，清天河水，揉内关、神门；惊恐者加捣小天心，揉涌泉。

（2）按摩百会、四神聪、脑门、风池（双），由轻到重，交替进行。患儿惊哭停止后，继续按摩2～3分钟。用于惊恐伤神证。

【**防护康复**】

1. 预防

（1）要注意防寒保温，但勿衣被过暖。

（2）孕妇及乳母不宜进食寒凉及辛辣热性食物，勿让小儿受惊吓。

（3）不要经常将婴儿抱在怀中睡眠，不通宵开启灯具，养成良好的睡眠习惯。

2. 调护

（1）保持适宜的睡眠环境，检查衣服被褥有无异物，以免给婴儿带来不适。

（2）婴儿啼哭不止，要注意寻找原因，若能除外饥饿、过饱、闷热、寒冷、虫咬、尿布浸渍、衣被刺激等，且安抚难以止啼，则要进一步仔细检查，以尽早明确原因，排除他病。

3. 康复

（1）学习儿童护养知识，抛弃不科学的养育方法。

（2）家长调摄情志，避免精神焦虑而影响婴儿。

【审思心得】

1. 循经论理

夜啼是指小儿入夜啼哭不安，时哭时止，或每夜按时啼哭，甚则彻夜啼哭的一种病证，主要是指小儿不明原因的反复夜间啼哭，多见于新生儿和婴儿。充足的睡眠是国际公认的健康标准之一，足够的睡眠是小儿健康的重要保证。2017 年中国发布的《0 岁～5 岁儿童睡眠卫生指南》推荐儿童睡眠时间：0～3 个月：13～18 小时；4～11 个月：12～16 小时；1～2 岁：11～14 小时。小儿夜啼对其睡眠时间和质量造成极大影响，啼哭不止，睡眠不足，生长发育就会受到影响。

啼哭是新生儿及婴儿的一种生理活动，往往也是小儿在饥饿、疾病等不适时的表达方法。因此，小儿夜间啼哭须详加辨识，以防耽误病情，可从下面两方面因素来考虑。

（1）生理性啼哭：小儿饥饿、惊吓、尿布不洁、衣被过冷或过热等都可以引起啼哭，此时若喂以乳食、抱起安抚、更换不洁尿布、调整衣被厚薄后，啼哭可很快停止，哭过恢复常态，不属病态。生后 3 个月左右的孩子，饥饿和尿布的不适是夜间啼哭的最常见原因。有些婴儿可因不良习惯而致夜间拗哭，如夜间开灯而寐之拗哭，摇篮中摇摆方寐、怀抱方寐、边走边拍方寐的习惯等，安抚即止，注意纠正不良习惯后夜啼逐渐可愈。

（2）病理性啼哭：在排除了上述生理性原因后，需要注意病理性啼哭的各种情况。如有乳食过量史，脘腹胀满，或恶心呕吐，夜间啼哭不安，是为伤乳食积滞。小儿若有鼻塞、呼吸急促、发热、咳嗽等情况，需考虑感冒、支气管炎、肺炎等疾病。若发热伴有耳朵流脓则聤耳的可能性大。小儿突然剧烈地哭闹起来，阵阵发作，安抚无效，哭闹时面色苍白，表情痛苦，呈屈腿卧位，阵痛过后又能够玩耍或安静入睡，但间隔一段时间又再次剧哭，需警惕肠套叠。小儿阵发性啼哭，啼哭时伴屏气、腹胀、腹鸣，肛门排气或排便后迅速缓解，需考虑消化不良、肠炎引起的腹痛。

另外，口疮、疝气、佝偻病、蛲虫病、皮肤病等也是引起小儿夜间啼哭的常见疾病。诊查夜啼的病因，还要注意全身望诊，曾在夜班时发现来诊的婴儿啼哭不止，抱起抚慰反而加重的病例，解衣检查发现居然有针刺于衣内背部、穿松紧带短裤磨破腰部皮肤等意外情况。

西医学无夜啼的病名，主要从导致夜间啼哭原因进行分析，无确切原因的夜啼往往诊断为睡眠障碍，多认为与遗传、家庭环境、维生素缺乏、过敏体质及人种等因素有关。

中医学所说的夜啼，主要论述婴儿夜间不明原因的反复啼哭。由于伤乳、发热或因其他疾病引起的啼哭，不属于本病范围。

中医古籍对夜啼的记载论述很多。隋代医家巢元方《诸病源候论·小儿杂病诸候》中专列"夜啼候"，其曰："小儿夜啼者，脏冷故也。"明确提出了夜啼的病名及常见发病原因。后世医家对本病各有论述，唐末宋初《颅囟经·病证》记载："初生小儿至夜啼者，是有瘀血腹痛，夜乘阴而痛则啼。"明代《普济方·婴孩夜啼》指出小儿夜啼是一种病态，如不服药"误小儿疾甚多"。清代《幼幼集成·夜啼证治》明确论述了夜啼的病因病机多因"心热""脏寒""神不安"等所致，并记载有具体的治法和方药。

夜啼的辨证重在辨别轻重缓急，寒热虚实。小儿夜间啼哭，白天入睡，哭时声调一致，安抚能止，又无其他病证，一晚啼哭一二阵者，病情属轻；一晚啼哭无数，哭声如嚎，需整晚抱起安抚方休，着床则啼哭，病情属重。只要哭过如常，检查无异常者，均可按心热、脾寒、惊恐、肝旺辨治。若分娩时有损伤，哭声尖厉、持久、嘶哑或哭声无力、昼夜无明显差异，多属严重病变的早期反应，病情较重，需及时全面检查，查明病因。

夜啼虚实寒热的辨证以哭声的强弱、持续时间、兼症的属性来辨别。哭声微弱，时哭时止，四肢不温，便溏，面色白者属虚寒；哭声响亮有力，腹部不喜按，身喜后仰，面青白者，多为里寒腹痛；哭声有力，时高时低，腹胀，肠鸣，矢气多者为气滞。哭声响亮，啼哭不止，身腹温暖，便秘尿赤者属里热；惊惕不安，面色青灰，紧偎母怀，大便色青，面色时白时青者属惊啼；哭声无力，烦躁夜寐不安，腹大，面黄发稀为肝旺。婴儿夜啼以实证为多，虚证较少。辨证要与辨病相结合，不可将它病引起的啼哭误作夜啼，耽误病情。

2. 证治有道

夜啼心经积热证多见于心火素旺的婴幼儿。除入夜啼哭不止外，尤以烦躁不安，心神不宁等为主要兼症。症见入夜而啼，哭声洪亮，见灯尤甚，烦躁不宁，面红唇赤，大便干结，小便浑浊，舌尖红，苔薄黄，指纹紫滞。

本证多由孕母脾气急躁，或平素恣食香燥炙烤之物，或过服温热药物，蕴蓄之热遗于胎儿，或者出生后将养过温，受火热之气熏灼，均可令体内积热，心火上炎，心神不安而啼哭不止。由于心火过亢，心为君火，而主于血，夜卧则血归于肝，而心血虚火炽，且入夜阳气潜藏于内，更助心火，故烦躁不宁。昼则阳出于阴，血复归于心，心血足则心火得平，故白天入寐；入夜阳气复潜藏于内，卧而血重归于肝，故入夜又啼。周而复始，循环不已。

针对其心火上炎，内扰神明的病机，治以清心导赤，泻火安神，方用导赤散加减。导赤散出自《小儿药证直诀·诸方》，是治疗心经热盛的经典方，由生地黄、甘草、竹叶、木通组成。其中竹叶清心除烦，是为要药。生地黄清热凉血，助力竹叶；甘草在《汤头歌诀》用梢，以为增强泻火之功，但现今药房多不备，仍用原方生甘草；灯心清心火，引诸药入心经，因其质轻，在本病多仅用1g，常用以取代木通。临证加减：热盛者加黄连，名黄连导赤散；湿盛者加茯苓、滑石；烦闹者加栀子以泻火除烦；大便秘结而烦躁不安者，加大黄以泻火通便；腹部胀满而乳食不化者，加麦芽、莱菔子、焦山楂以消食导滞。本证也可用琥珀、钩藤各3g，黄连6g。共为细末，取0.5g，蜂蜜调涂于乳母乳头上，令小儿吮吸，或开水冲服。同时要注意避免衣被及室内过暖。

另外，需要特别指出的是导赤散中木通的使用。木通是中药中常用的渗湿利尿清心之剂，应用很广，但长期、大量使用有肾毒性，甚至导致终末期肾衰。有报道成人单次口服木通10g即可能引起中毒。木通有关木通（马兜铃科）、川木通（毛茛科）之分，具有肾毒性者乃关木通，但一般药店供应的木通如果不加特殊说明，均为关木通。因此，木通对肾脏的毒性值得我们特别重视，为增强安全性，临床可用通草、灯心草等代替木通使用。

脾寒气滞证多见于初生儿或小婴儿，啼哭以阵哭为主，多系腹痛所致，因痛而啼，痛解而安。伴有脾阳不振的虚寒症状；或面青、呕恶里寒症状；也可兼有气滞积停的胃肠症状。症见入夜啼哭，时哭时止，哭声低弱或响亮，兼面色苍白，畏寒蜷卧，四肢不温，纳少便溏，肠鸣，腹部胀气，喜温熨抚摩，口唇淡白，肢端不温，舌淡红，苔薄白，指纹红。

脾寒气滞证是夜啼中最常见的证类，啼哭以阵哭为主。虚寒者哭声低弱，里寒者哭声响亮。由于孕母素体虚寒、恣食生冷，胎禀不足，脾寒内生。或因护理不当，腹部中寒，或用冷乳哺食，损伤中阳，以致寒邪内侵，凝滞气机，不通则痛，因痛而啼。由于夜间属阴，脾为至阴，阴盛则脾寒愈甚，寒滞气机，故入夜腹中作痛而啼。

针对其脾阳虚寒，寒凝气机，不通则痛的病机，本证治法为温脾散寒，行气止痛。方用乌药散合匀气散加减。乌药散出自《小儿药证直诀·诸方》，由天台乌药、香附、高良姜、白芍组成，原书用之理气和血，"治乳母冷热不和及心腹时痛，或水泻或乳不好"。匀气散最早见于《太平惠民和剂局方·卷三》，但这里用的是《医宗金鉴》之匀气散，药用陈皮、桔梗、炮姜、砂仁、木香、炙甘草、红枣。乌药散偏重于温阳，匀气散重在行气。临床以二方加减运用，常用乌药、高良姜、炮姜温中散寒；砂仁、陈皮、木香、香附行气止痛；白芍、甘草缓急止痛；桔梗载药上行，调畅气机。寒甚者加艾叶；虚甚者加太子参；大便溏薄加党参、白术、茯苓健脾益气；时有惊惕加蝉蜕、钩藤祛风止惊；哭声微弱，胎禀怯弱，形体羸瘦者，可酌用附子理中汤治之，以温壮元阳。同时也可配合佩戴肚兜、艾灸神阙等治法。注意保暖，尤其腹部要温暖。

惊恐伤神之夜啼多因小儿神气怯弱，暴受惊骇所致。胎禀虚弱者多见，常兼恐惧不安，声响、外物、外人触动等突然刺激均可使啼哭加重。症见入夜而啼，啼声较尖，神情不安，时作惊惕，紧偎母怀，面色乍青乍白，哭声时高时低，时急时缓，舌质正常，指纹青。

心藏神而主惊，小儿神气怯弱，智慧未充，若见异常之物，或闻特异声响，常致惊恐。其本在心气内虚，标在惊恐外受，惊恐伤肾，心气紊乱，心肾不交，致使心神不宁，心虚胆怯，寐中惊惕，因惊而啼。

针对本证心气虚弱，心神不宁的病机，治以镇惊安神，补气养心，方用远志丸加减。远志丸出自《重订严氏济生方》，由远志、石菖蒲、茯神、党参（人参）、龙齿、白茯苓组成。原方要求食后、临卧用热水送下，功用镇惊安神，主治因事有所大惊，夜多异梦，神魂不安，惊悸恐怯。临床常用远志、石菖蒲、茯神、龙齿定惊安神；党参（人参）、茯苓补气养心。睡中时时惊惕者，加钩藤、菊花以息风止惊；乳食积滞者可加炒麦芽、砂仁；腹痛便溏者可加炒白芍、广木香等。喉有痰鸣，加僵蚕、矾郁金化痰安神，也可用琥珀抱龙丸以安神化痰。还可用朱砂安神丸镇惊安神。需要注意的是，朱砂主要成分为硫化汞，且常夹杂种种物质，如雄黄、磷灰石、沥青等，故只能短时期少量服用，一般婴儿剂量每日只用 0.1g，多入丸散剂，连续使用不超过 1 个月，不宜常服，以防其重金属蓄积中毒。若从安全计，重镇安神可以用磁石取代之。

肝旺脾虚夜啼多见于乳幼儿。因日照不足，喂养不当，营养失调引起，大多见于人工喂养或母乳不足过早断奶的小儿。其初起多由乳食积滞，因胃不和则卧不安，脾虚则肝旺，故烦躁叫闹，睡眠不安，时而啼哭。伴肚腹膨大，面黄发稀，寐中盗汗，大便色青，舌淡红，苔薄白，指纹紫滞或淡。本证常见于维生素 D 缺乏性佝偻病。

针对其脾虚积生，肝气犯脾，内扰心神的病机，治法为健脾柔肝，消积宁神。方用柴芍六君子汤加减。柴芍六君子汤出自《医宗金鉴》，由党参（人参）、炒白术、茯苓、陈皮、姜半夏、炙甘草、柴胡、炒白芍、钩藤、生姜、大枣组成。功能健脾平肝，化痰祛风。主治慢惊，脾虚肝旺，风痰盛者。盗汗、烦躁、寐不安加龙骨、牡蛎滋阴潜阳，止汗安神；腹大加龟甲、鸡内金软坚散结；积滞重加莱菔子、焦六神曲、麦芽消食化积；惊惕不安者加蝉蜕、淮小麦。本证若以脾虚为主时，可用六君子汤加味；或心脾两虚、气血不足时，也可用归脾汤加减，适加平肝壮骨之品。

夜啼儿童多为新生儿和小婴儿，形气未充，脏腑娇嫩，易虚易实。临证时根据夜啼小儿的具体情况，精选药味，控制药量，用药轻灵，顾护正气。服药不配合者，无须拘于一日二三服，可一日多次分服，或加白糖矫味，增加治疗的依从性。还可以先采用调护方法和其他疗法，若能收效便可以不用内服中药。

部分严重顽固夜啼的小婴儿还要排除乳糖不耐受和牛奶蛋白过敏的情况。对于这些疾病引起的夜啼，必须采用相应疾病的治疗方法才能奏效。临床上此类小婴儿并不少见，符合俗称的"夜啼郎"表现。

第二章

汗证

【概述】

汗证是指小儿在安静状态下，正常环境中，全身或局部出汗过多，甚则大汗淋漓为主要临床表现的一种病证。多发生于5岁以内的小儿。小儿汗多，若未能及时拭干，当风贪凉，易于冒受风寒，引起感冒。

汗是人体津液所化生，津液外泄于肌表则为汗液。汗液能润泽皮肤，调和营卫，平衡阴阳。小儿由于形气未充、腠理疏薄，加之生机旺盛、清阳发越，在日常生活中，比成人容易出汗，尤其额部、头部更易出汗。若因天气炎热，或衣被过厚，或吮奶过急，或运动等情况，出汗较多，余无其他疾苦，不属病态。小儿汗证有自汗、盗汗之分。寐中出汗，寤时汗止者，称盗汗；不分寤寐，无故汗出者，称自汗。盗汗多属阴虚，自汗多为气虚、阳虚，但在辨别其阴阳属性时还应考虑其他证候。小儿汗证往往自汗、盗汗并见，与成人不同，因此常统称为"汗证"。至于因温热病引起的汗多，或属危重症阴竭阳脱、亡阳大汗者，均不在本章讨论范围。

中医学对人体汗出极为重视，认为出汗既可致病，又可治病；能提示疾病的进退转机，也是某些疾病的征兆。《素问·举痛论》说："炅则腠理开，营卫通，汗大泄。"《灵枢·决气》说："津脱者，腠理开，汗大泄。"《伤寒论》中有可汗不可汗之专论，并对外感病汗出的各种征象，从性质、程度、部位等方面来推断疾病的病机。《伤寒论·辨太阳病脉证并治》云："伤寒脉浮，自汗出，小便数，心烦，微恶寒，脚挛急，反与桂枝汤，欲攻其表，此误也。"关于小儿汗证，自隋代《诸病源候论》始，已有"头身喜汗出候"和"盗汗候"之论。《备急千金要方》收载多种内外治法和方药治疗小儿盗汗、头汗。《小儿药证直诀》对小儿汗证除分"喜汗""盗汗"两大类外，还提出"太阳虚汗""胃怯汗"的证治方药，并记载有小儿汗证的最早医案。

小儿汗证，多属西医学自主神经功能紊乱，而维生素D缺乏性佝偻病及结核病、风湿病等也常见多汗。反复呼吸道感染的小儿，表虚不固者，常有自汗、盗汗。临证当注意鉴别，及时明确诊断，以免延误治疗。

【病因病机】

汗是人体五液之一,由阳气蒸化津液而来。人体津液存于阳者为津,存于阴者为液,发泄于外者为汗。小儿汗证的发生,其主要病因为禀赋不足,病后体虚,调护失宜等,导致肌表疏松、腠理开泄,或里热迫津外泄。

1. 肺卫不固

体表之卫气为人身之藩篱,外御邪气,内护营阴,由脾精所化生,经肺气而敷布。表气实则腠理固密,营阴不致外泄。若肺气虚弱,或肺脾气虚,腠理不密,开阖失司,则卫表不能固护,汗液外泄。

2. 营卫失调

营卫之气生成不足,或受疾病影响,或病后护理不当,卫阳受损。营卫不和,卫气不能护外而固密,致营气不能内守而敛藏,则津液从皮毛外泄,发为汗证。

3. 气阴亏虚

大病久病之后,气血耗伤;或先天不足,后天失养的体弱小儿,气阴虚亏。气虚不能敛阴,阴亏虚火内生,迫津外泄而为汗。

4. 湿热迫蒸

小儿脾常不足,饮食不知自节,若平素饮食不节制、过食甘肥厚腻,可致积滞内生,郁而生热。甘能助湿,肥能生热,蕴阻脾胃,湿热郁蒸,或心脾积热,气郁化火,里热蒸腾,迫津外泄肌表而致汗出。

心主血,汗为心之液,卫气为阳,营血为阴,阴阳平衡,营卫调和,则津液内敛。反之,若阴阳脏腑气血失调,营卫不和,卫阳不固,腠理开阖失职,则汗液外泄。

【临床诊断】

1. 诊断要点

(1)小儿在安静状态下及正常环境中,全身或局部出汗过多,甚则大汗淋漓为主要表现。

(2)寐则汗出,寤时汗止者称为盗汗;不分寤寐而汗出过多者称为自汗。

（3）排除因环境、活动等客观因素及感染、风湿热、结核病等疾病引起的出汗。

2. 鉴别诊断

本证需与脱汗、战汗、黄汗鉴别。

（1）脱汗：发生于病情危笃之时，出现大汗淋漓，或汗出如油；伴有肢冷、脉微、呼吸低弱，甚至神识不清等。

（2）战汗：在恶寒发热时全身战栗，随之汗出淋漓，或但热不寒，或汗出身凉，过候再作，常出现在热病过程中。

（3）黄汗：汗色发黄，染衣着色如黄柏色，多见于黄疸及湿热内盛者。

此外，小儿在病程中汗出过多，伴随体重下降、消瘦时，要注意是否罹患下列疾病：急慢性感染性疾病（如伤寒、肺炎、败血症、结核病、脊髓灰质炎前驱期等），结缔组织疾病（如风湿热活动期、类风湿性疾病、全身播散性红斑狼疮、结节性多发性动脉炎等），营养性疾病（如佝偻病活动期、Ⅱ～Ⅲ度营养不良等），代谢性疾病（如糖尿病、尿毒症等），内分泌功能异常疾病（如甲状腺功能亢进症、肾上腺皮质功能亢进等）。

【辨证论治】

1. 辨证要点

汗证多属虚证，一般自汗以气虚、阳虚为主，盗汗以阴虚为主。小儿饮食不节，积滞化火，或湿热内蕴，或心脾积热，或气郁化火，也可导致实证汗出。

（1）辨汗出时间：白天汗多，多为自汗，以气虚为主，亦可见于营卫失调和里热迫蒸；夜寐汗多，为盗汗，多属阴虚。

（2）辨汗出性质：微汗，多属表虚、气虚；大汗，属实热证；凉汗，多为卫阳亏虚；热汗，多为湿热蕴蒸，或心脾积热，或气郁化火所致。

（3）辨汗出部位：多汗以头颈胸背为主，多为肺卫不固证；全身汗多，抚之不温，多属营卫失调证；汗出遍身，伴虚热证象，属气阴亏虚证；手足心汗出量多，多责之于脾胃湿热；全身汗出而肤热，多为湿热迫蒸证。

2. 治疗原则

汗证以扶正祛邪为治则，虚则补之，实则泻之。汗证以虚为主，补虚为主要治法，视气血阴阳虚损之不同而补之；实证当予清泄治法。肺卫不固者，治宜益气固表；营卫失调者，治宜温卫和营；气阴亏虚者，治宜益气养阴；湿热迫蒸者，治以清化湿热。各证在辨证论治的基础上，均可以配合使用固表止汗法以治标。

3. 证治分类

（1）肺卫不固

证候　自汗，或伴盗汗，以头颈、胸背部汗出明显，动则尤甚，恶风，神疲乏力，面色少华，易患感冒，舌质淡，苔薄白，脉细弱。

辨证　本证主要见于平时体质虚弱小儿，或病后正伤，肺气虚弱，表卫不固者，腠理疏松，汗液外泄所致。以头颈、胸背部汗出明显，恶风，易患感冒为辨证要点。

治法　益气固表。

方药　玉屏风散合牡蛎散加减。常重用黄芪益气固表；白术健脾益气；防风走表御风，三药合用调节腠理开阖；煅牡蛎敛阴止汗；浮小麦益气清热止汗；麻黄根收涩止汗。

神疲乏力，便溏者，加党参、茯苓、山药、炒扁豆、砂仁健脾助运；纳呆者，加焦山楂、麦芽、炒莱菔子以消食导滞。

（2）营卫失调

证候　自汗，或伴盗汗，汗出遍身，微微汗出，抚之不温，恶风，不发热，精神疲倦，胃纳不振，舌质淡红，苔薄白，脉缓。

辨证　本证多见于各种急慢性疾病后，病邪虽去，正气损伤，卫阳不足，营阴外泄，营卫失和，津液不能固摄而自汗。以遍身微汗出，抚之不温，恶风为辨证要点。

治法　调和营卫。

方药　黄芪桂枝五物汤加减。常用黄芪益气固表；桂枝温振卫阳；芍药敛护营阴；生姜、大枣调和营卫；浮小麦益气止汗；煅牡蛎敛阴止汗。

精神倦怠，胃纳不振，面色少华者，加党参、怀山药健脾益气；口渴，尿黄，虚烦不眠者，加酸枣仁、石斛、淡竹叶清心安神；夹风邪外袭者，加荆芥、防风以祛风；汗出较多者，加煅龙骨、浮小麦加强敛阴止汗。

（3）气阴亏虚

证候　盗汗，常伴自汗，汗出较多，或形体消瘦，心烦少寐，寐后汗多，或手足心热，神疲乏力，口唇红，舌质红，苔少或见剥苔，脉细数或细弱。

辨证　本证多见于急病、久病、重病之后气阴耗伤，或素体气阴两虚，气虚不能敛阴，阴虚内热，迫津外泄而汗多。以盗汗为主，兼见自汗，伴心烦少寐、手足心热等气阴亏虚证候为辨证要点。

治法　益气养阴。

方药　生脉散加味。常用太子参或党参益气生津；麦冬养阴清热，合五味子酸甘化阴以益气养阴；五味子、酸枣仁敛阴止汗；茯苓、碧桃干益气固表。

烦热口干，手足心热，加白芍、地骨皮、牡丹皮清虚热；精神困顿，食少不眠，不时汗出，面色无华者为气阳偏虚，去麦冬，加白术、益智仁益气温脾固表；睡眠汗出、醒则汗止，口干心烦，容易惊醒，口唇淡红者，属心脾两虚，可用归脾汤合煅龙骨、煅牡蛎、浮小麦补养心脾，益气养血，敛表止汗。

（4）湿热迫蒸

证候　自汗盗汗并见，汗出过多，以额、心胸为甚，汗出肤热，汗渍色黄，口臭，渴不欲饮，睡卧不宁，龂齿易惊，小便色黄，舌质红，苔黄腻，脉滑数。

辨证　本证为汗证中之属实者，多由脾胃湿热蕴积，热迫津液外泄所致，以汗出肤热，汗渍色黄，同时伴有湿热内蕴证象为辨证要点。

治法　清热利湿。

方药　泻黄散加减。常用石膏、栀子清泻脾胃积热；防风发脾中伏火，又能泻肺，寓实则泻其子之意；藿香化湿和中；甘草清热，调和诸药；麻黄根、浮小麦敛表止汗。

口臭，舌苔黄腻者，加槟榔、枳实、胡黄连消积清热；尿臊色黄者，加滑石、车前草清利湿热；汗渍色黄者，加茵陈、佩兰清化湿热；口舌生疮者，加生地黄、淡竹叶清心泻火；烦躁易怒者，加白芍、菊花清热平肝。

【其他疗法】

1. 中药成药

（1）玉屏风颗粒：每袋5g。每服1～5岁2.5g、≥6岁5g，1日3次。用于肺卫不固证。

（2）虚汗停颗粒：每袋 10g。＜4 岁每服 5g，1 日 2 次；≥4 岁每服 5g，1 日 3 次。用于气阴亏虚证。

（3）生脉饮口服液：每支 10mL。＜3 岁每服 5mL，1 日 2 次；3～6 岁每服 5mL，1 日 3 次；＞6 岁每服 10mL，1 日 2～3 次。用于气阴亏虚证。

2. 单方验方

（1）糯稻根 30g，浮小麦 10g，碧桃干 10g。水煎服。用于自汗。

（2）浮小麦 30g，麻黄根 10g。水煎代茶饮。用于自汗。

3. 药物外治

（1）五倍子粉适量。醋调成糊状，敷于脐部神阙穴，用胶布固定，晚敷晨取。用于盗汗。

（2）五倍子粉、煅牡蛎、丁香各适量。温水或醋调成糊状，敷于足底涌泉穴，用胶布固定，晚敷晨取。用于盗汗。

（3）煅龙骨、煅牡蛎粉各适量。每晚睡前外扑肌肤。用于自汗、盗汗。

（4）药浴疗法：五倍子、乌梅、艾叶。水煎浴足。用于自汗、盗汗。

4. 推拿疗法

（1）补脾经，补肺经，补肾经，揉肾顶，揉中脘，推三关，摩脐，捏脊。每日 1 次。用于自汗。

（2）补肾经，揉肾顶，揉肾俞，揉二人上马，揉小天心，分阴阳，运内劳宫，清天河水。每日 1 次。用于盗汗。

【防护康复】

1. 预防

（1）进行适当的户外活动和体育锻炼，冬季多晒太阳，增强小儿体质。

（2）注意病后调理，避免直接吹风。

（3）合理喂养，饮食有节。

（4）积极预防、治疗各种急、慢性疾病。

2. 调护

（1）避免运动过度，汗后及时用柔软干毛巾拭干，避免汗后当风着凉，以免伤风感冒。

（2）汗出过多致津伤气耗者，应补充水分，进食容易消化而营养丰富的食物。

（3）室内温度、湿度要调节适宜，入睡后宜稍减被子以利散热，待身凉后加回。

（4）避免过用辛散药物，以防开泄腠理，汗出不已。

3. 康复

（1）汗出减少后继续注意避热防寒，勿过食膏粱厚味。

（2）适当增加活动，增强体质。

（3）避免过于劳累、大喊大叫，以免耗气伤阴。

【审思心得】

1. 循经论理

小儿汗证指小儿在安静状态下，正常环境中，全身或局部出汗过多，甚则大汗淋漓为主要临床表现的一种病证。多发生于5岁以内的小儿。由于小儿汗证多由体质虚弱而引起汗出过多，故俗称"虚汗"。

《景岳全书·杂证谟·汗证》说："自汗者，濈濈然无时，而动作则益甚。"《诸病源候论·小儿杂病诸候·盗汗候》云："盗汗者，眠睡而汗自出也。"明确了自汗、盗汗的区别。但是，小儿往往自汗、盗汗并见，与成人有所不同，因此常统称为"汗证"。

出汗是人体排泄和调节体温的一种生理功能。新生儿时期，由于汗腺尚未发育完善，尤其是未成熟儿，在出生后几周或数月之内，极少出汗。随着迅速的生长发育，小儿阳气生发，生机蓬勃，代谢旺盛，活泼多动，而又腠理疏松，所以出汗比成人为多，尤其是额、头部更易出汗，属正常的生理现象，如《幼科发挥·诸汗》说："故头汗者，乃清阳发越之象，不必治也。"

若天气炎热，空气潮湿，室温过高，穿衣盖被过多，喂奶过急，快速进热食，或食辛辣之物，或剧烈运动，或恐惧惊怖等，均可导致汗出过多。这些由于外界因素所致的一过性多汗，属人体正常生理调节，不属病态。

如为外感疾病腠理闭塞而无汗，发热不退，需采用疏风解表的药物开泄腠理以取汗。《素问·生气通天论》说："体若燔炭，汗出而散。"药后出汗可以即时退热，是为理想的服药效应。

西医学认为，汗腺是人体调节体温的重要结构之一。汗液主要为水分及一定量的钠、钾、氯等电解质，通过排汗能够调节体温，若出汗过多亦可影响健康或加重病情。治疗时一般不予直接止汗，应注意寻找导致出汗过多的可能病因，如维生素D缺乏性佝偻病、甲状腺功能亢进症、风湿病、结核病、低血糖、虚脱、休克及某些传染病的发热期及恢复期，均可以出现多汗症状，需予相应治疗。因此，临证时首先应鉴别、排除上述这些疾病，排除服用药物导致的出汗增加等因素后，方能按汗证辨证论治、处方用药。

中医古籍对"汗"的生理病理有深刻的认识和论述。如《素问·阴阳别论》说："阳加于阴，谓之汗。"从生理病理两方面阐明了汗液的生成机制。《素问·阴阳应象大论》说："阴在内，阳之守也；阳在外，阴之使也。"人体之卫阳与营阴，对出汗有直接调节作用。而排汗亦有着和谐阴阳、调和营卫的功能。卫阳行于体表、营阴行于体内，两者之间是一种"守"与"使"的关系，若营卫不和，则卫失外护、营失内守，汗液外泄。汗属阴液，由阳气蒸化阴津变化而出。吴瑭在《温病条辨·汗论》中说："汗也者，合阳气阴精蒸化而出者也……盖汗之为物，以阳气为运用，以阴精为材。"又云："心之所藏，在内者为血，发于外者为汗，汗乃心之液。"此即阳加于阴之义。《素问·评热病论》谓："人所以汗出者，皆生于谷，谷生于精……汗者，精气也。"汗的生成和排泄，既需要充足的阴液作为物质基础，又离不开阳气的化津、护津作用，而汗出过多，则耗伤人体之气阴。《小儿卫生总微论方·诸汗论》说："小儿有遍身喜汗出者，此荣卫虚也。荣卫相随，通行经络，营周于身，环流不息。荣阴卫阳，荣虚则津液泄越，卫虚则不能固密，故喜汗出遍身也。"阐释了营卫不和而自汗的机理。

汗证多属虚证。自汗以气虚、阳虚为主；盗汗以阴虚为主。但小儿汗证往往自汗盗汗并见，故不可拘泥于自汗属阳虚，盗汗属阴虚之说。《景岳全书·杂证谟·汗论》指出："自汗亦有阴虚，盗汗也多阳虚。"辨治之法，"但察其有火无火，则或阴或阳自可见矣。盖火盛而汗出者，以火炼阴，阴虚可知也；无火而汗出者，以表气不固，阳虚可知也"。小儿若素体阳旺，过食肥甘厚腻，脾胃积热，迫津外泄，亦可出现实证。

汗证性质的辨识，可从汗出的时间、性质、部位来详加分析：①汗出时间：寤时多汗，多属阳虚、表虚；寐则汗出，寤则汗止，多属阴虚、里热。②汗出性质：汗出的性质有微汗、大汗、热汗、冷汗等不同。一般常微汗出者，多因表虚不固，或表证欲解。大汗出而热不退者，多属阳明经热。热汗多因阳气亢盛，湿热郁蒸。冷汗多因阳气虚弱，阴液外泄。③汗出部位：头部汗出者，多为表虚、胃热，或湿热上蒸之故。半身汗出者，多为中风、偏枯，此证小儿罕见。手足汗出者，多为阳明里实，或湿热郁蒸，亦有脾虚气弱者。若是自幼长期手足心汗出，秋冬重，春夏轻，余无所苦，多为家族禀赋，俗称"汗手"，可不作病论。

儿童长期汗多，甚至冷天亦汗多，余无所苦者，多由于先天禀赋或体质因素所致。平日精力旺盛，怕热，入睡困难，睡不安稳，不喜午睡者，多属阴虚。平日喜静少动，动则汗出，不耐风寒，易感冒者，多属气虚阳虚。

汗证肺卫不固证与营卫失调证两证有较大的相似之处，宜详加鉴别而后治疗。肺卫不固证以自汗为主，或伴盗汗，以头部、肩背部汗出明显，动则尤甚，神疲乏力，面色少华，易患感冒，舌质淡，苔薄白，脉细弱。营卫失调证以自汗为主，或伴盗汗，汗出遍身而不温，汗出后身凉，恶风，不发热，精神疲倦，胃纳不振，舌质淡红，苔薄白，脉缓。

汗证肺卫不固证与营卫失调证在临床上均以自汗为主，或伴盗汗，二者可从以下几个方面进行证候鉴别：①患者体质状况：肺卫不固者主要见于先天不足，后天失养及久病体质虚弱的小儿。营卫失调者较多见于各种急慢性疾病后，病邪虽去，阳气未复，而致营卫失和。②汗出部位：肺卫不固者以头部、肩部、胸背部汗出明显，动则尤甚；营卫失调者证候特点为汗出遍身而不温。③伴见症状：肺卫不固者伴见神疲乏力，面色少华，平时易患感冒，舌质淡，苔薄白，脉细弱。营卫失调者伴见恶风，不发热，精神疲倦，胃纳不振，舌质淡红，苔薄白，脉缓。

但是，也不可缘木求鱼，拘执于二证之鉴别，实际上，二证并存在临床亦较常见，处治方法则宜兼施。

2. 证治有道

小儿在正常情况下，因腠理未密，阳气发越，出汗比成人为多，若是仅仅头部出汗较多，因头为诸阳之会，可以认作生理现象，不必治疗。《小儿药证直诀·脉证治法》说："太阳虚汗：上至头，下至项，不过胸也，不须治之。"就是指的这种情况。

肺卫不固之汗证，汗出体表，以肺气亏虚为主，重用炙黄芪补肺益气为君，常用量依年龄、病情取 10～20g。脾气虚土不生金者酌加炒白术、太子参或党参（人参）、茯苓健脾助运，以资化源。自汗易感者与白术、防风配伍，即玉屏风散，黄芪多炙用、咽红者生用，白术多用炒、便秘者用生，用量一般黄芪：白术：防风为 3：2：1，与《究原方》原方 2：2：1 有所不同，增加黄芪用量为加强补气之功。

营卫不和证取炙黄芪与桂枝汤合用，方为黄芪桂枝五物汤。取桂枝配白芍、生姜配大枣调和营卫，其中桂枝按卫阳虚象轻重，用量可在 2～10g 之间取舍。固表止汗常加煅龙骨、煅牡蛎各 10～20g，先煎半小时。碧桃干、浮小麦、糯稻根用于兼脾虚者，其中又兼心气不足者用浮小麦，糯稻根益气养胃生津若苔腻纳差者不用。

气阴亏虚证乃脏腑失养，阴阳失衡，气虚不能敛阴，营阴难以自守，阴虚生内热，迫津外泄而汗出。心主血属营，肺主气属卫，故本证病位在心肺，既有气虚诸证，又兼阴虚诸证。出汗以盗汗为主，也常伴自汗，形体消瘦，汗出较多，神萎不振，心烦少寐，寐后汗多，或自觉发热、口干、手足心热，口唇红，舌质淡，苔少或见剥苔，脉细弱或细数。本病多见于急病、久病、重病之后气阴耗伤，或素体气阴两虚者。针对其气阴不足的病机，治疗大法为益气养阴止汗。方用生脉散加减。全方于补肺、养心、滋阴着力，而获得益气、生津之效。重证气虚多用生晒参，轻证者可以太子参、党参代之益气生津。重证气阴两虚可用西洋参。方中常加用黄芪益气固表；碧桃干收敛止汗。精神困顿，食少不眠，不时汗出，面色无华，为气阳偏虚，去麦冬，加白术、茯苓益气健脾固表。睡眠汗出，醒则汗止，口干心烦，容易惊醒，口唇淡红，为心脾不足，脾虚血少，心失所养，可用归脾汤合龙骨、牡蛎、浮小麦补养心脾，益气养阴，敛汗止汗。自觉发热，口干，手足心热，加白芍、知母、地骨皮、牡丹皮清其虚热，或合用秦艽鳖甲汤。心阴虚者，重用柏子仁、生地黄；肾阴虚者，加熟地黄、龟甲、黑大豆；肝阴虚者，加白芍、乌梅、枣仁、牡蛎或用一贯煎；肺阴虚者，加乌梅、地骨皮、百合；脾阴虚者，加玉竹、山药。此证临床需辨别气虚、阴虚、虚火之孰轻孰重，用药有所侧重，方能收取良效。

湿热迫蒸证为汗证之属实者，虽为数不多，但需引为注意。此证儿童多见于体格强壮、肥胖者，食欲旺盛，平素饮食甘肥厚腻，以致积滞内生，郁而生热形成。甘能助湿，肥能生热，蕴阻脾胃，湿热郁蒸，外泄肌表而致汗出。本证自汗或盗汗，以头部或四肢为多，汗出肤热，汗味重，汗渍色黄，口臭，口渴不欲饮，小便色黄，舌质红，苔黄腻，脉滑数。若食积明显者可见纳呆，腹胀腹痛，大便或秘或泻，夹有不消化食物残渣，小便或黄或如米泔，睡卧不宁，龄齿易惊，或夜间潮热。脾胃湿热蕴积，热迫津液外泄，故以汗出肤热，汗味重，汗渍色黄为特点，同时可见湿热内蕴之证候。据其湿热蕴脾的病机，治法宜清热利湿，方用泻黄散加减。泻黄散出自《小儿药证直诀》，由藿香、栀子、石膏、甘草、防风组成，是泻脾胃伏火的经典方。方中石膏辛寒以泻其热，栀子苦寒以泻其火，共成清上彻下之功。防风升散脾中伏火，属"火郁发之"的治则，藿香芳香醒脾、化湿和中，甘草泻火和中，调和诸药。临床可酌加麻黄根、糯稻根敛汗。尿少色黄者，加滑石、车前草清利湿热；汗渍色黄者，加茵陈、佩兰清化湿热；口臭口渴者，加胡黄连、牡丹皮清胃降火。若是热重阴伤者，则可以改用当归六黄汤加减。

汗证的治疗中，收涩止汗药起着敛汗止汗，收敛固涩的作用，多属治标之品，正确合理地在汗证中使用收涩止汗药，能加强止汗的效果，但临床使用应注意如下几方面的问题。

首先，需在辨证论治的基础上配合应用，不能见汗止汗，盲目投用收涩止汗药。如汗出不是表虚而是热盛、湿热所致，慎用收涩止汗药，而病久气阴两虚者则需加用收敛止汗之品。诚如张介宾在《景岳全书·杂证谟·汗证》中所指出："凡汗出太多不能收者，速宜用五倍子为末，以唾津调填脐中，外用帕帛缚定，过宿即止。"但同时也强调，不能见汗止汗，因汗出也是驱邪外出的一种方法，"病后多汗，若伤寒，若疟疾，凡系外感寒邪，汗出热退而有汗，不即止者，此以表邪初解，必由腠理卫气开泄，其汗宜然，即数日旬日亦自无妨，俟卫气渐实，汗必自止，无足虑也。若其他杂证，本非外感之解，而有自汗盗汗者，乃非所宜，不容不治。"因此，临证时先要详辨汗出原因，然后确定是否该收敛止汗。

其次，需要根据不同的情况选用合适的收涩止汗药。常用药有麻黄根、糯稻根、碧桃干、浮小麦、五味子、乌梅、煅龙骨、煅牡蛎、稽豆衣、乌毛豆等。麻黄根、浮小麦、糯稻根、碧桃干等，因其药性平和，无论何证皆可作为辅佐药运用，不必拘泥虚实寒热；五味子、乌梅、白芍、甘草适用于阴虚汗出者；煅龙骨、煅牡蛎专于收涩，适于纯虚汗出者。收涩止汗药同其他收涩药一样有敛邪之弊，故凡表邪未解，或内有湿滞，以及郁热未清者，均不宜用。

再者，汗证的各种症候不一定分别发生，合并出现者亦非少见，如肺卫不固合营卫失调、气阴亏虚并湿热迫蒸等均属常见，治疗则当两证治法参合使用。

小儿汗证西医学无特殊治疗方法，中医药有着治疗优势。临证时用药得当，2～3剂即可收显效。中成药在临床辨证使用亦有较好疗效，如玉屏风颗粒治疗肺卫不固之汗证，虚汗停颗粒治疗气阴虚之汗证。五倍子粉水或醋调敷神阙治疗盗汗，为张介宾、李时珍、陈飞霞等诸多古代医家所推荐，简廉便验，可以单用或与内服药配合使用。不少家长喜欢用食疗的方法，要求开食疗的处方，临证时常用下列几个食疗方，可资参考。气虚、肺卫不固者，用黄芪10～20g，防风5g，煮粥或煲汤喝；气阴两虚者，用黄芪10～15g，浮小麦10～15g，煮粥或煲汤喝。对于长期汗多、精力旺盛、睡不安稳，或唇红儿童，服用玉屏风颗粒、虚汗停颗粒等中成药多无显效，临证从阴虚火旺论治，用生地黄、熟地黄、地骨皮各6～12g，煮粥或煲汤喝，可能收效。

第三章 胸痹

【概述】

胸痹是指以胸部闷痛、甚则胸痛彻背，喘息不得卧为主要表现的一种疾病，轻者感觉胸闷，呼吸欠畅，重者则有胸痛，严重者心痛彻背、背痛彻心。常伴有心悸，气短，呼吸不畅，甚至喘促、惊恐不安、面色苍白、冷汗自出等证候。多由劳累、饱餐、寒冷及情绪激动而诱发，亦可无明显诱因或安静时发病。

胸痹病名最早记载于《黄帝内经》。《灵枢·本脏》云："肺小，则少饮，不病喘喝。肺大则多饮，善病胸痹、喉痹、逆气。"汉·张仲景《金匮要略》将胸痹明确定义，并对其病脉证治等详细阐述。隋·巢元方在《诸病源候论·胸痹候》说："寒气客于五脏六腑，因虚而发，上冲胸间，则胸痹。"《圣济总录·胸痹门》云："胸痛者，胸痹痛之类也。此由体虚夹风，又遇寒气加之，则胸膺两乳间刺痛，甚则引背胛，或彻背脊。"描述了胸痹病机和主要证候。小儿胸痹古代医籍中罕有记载，《圣济总录·小儿心痛》有小儿心痛记载，与胸痹有关联，说："小儿心痛者，心包络脉受邪也。包络者，心之别脉，邪气客之，则厥气上逆，痞而不散，故发为心痛。"

成人胸痹主要见于冠状动脉粥样硬化性心脏病，也可见于心包炎、二尖瓣脱垂综合征、病毒性心肌炎、心肌病、慢性肺系疾病等等。与成人不同，小儿胸痹罕有由冠状动脉粥样硬化性心脏病引起，除心肌炎、心肌损害外，大多由心脏神经官能症、精神心理障碍等疾患引起，亦可由消化系统和呼吸系统病变引起，各病出现胸闷、胸痛、短气，甚则胸痛彻背、喘不得卧等症状者，可参照本病辨证论治。

【病因病机】

本病发生多与情志失调、饮食不节、劳倦内伤、久病体虚、外邪内侵等因素有关，病机有虚实两方面。

1. 情志失调

五志过极，七情失调，气机逆乱，气血运行不畅，胸阳痹阻；或忧思伤脾，脾失健运，聚湿成痰，上阻胸阳；或郁怒伤肝，肝气郁结，甚则气郁化火，灼津成痰，气滞血瘀，胸阳痹阻，均可发为胸痹。

2. 饮食失节

饮食失节，过食肥甘厚味，恣食生冷寒凉之品，日久损伤脾胃，运化失调，聚湿生痰，上犯心胸，碍滞气机，阻遏胸阳，气血运行不畅而发病。

3. 劳倦内伤

劳倦伤脾，脾虚失运，气血化生无源，心脉失养而胸痹；或者积劳伤阳，心肾阳虚，鼓动无力，胸阳不振，阴寒内侵，血行不畅而发为胸痹。

4. 脏腑亏虚

素体虚弱，或病久体虚，脏腑虚馁，气血虚弱，卫外不足，复感邪气，乘虚而入胸中，郁遏阳气，胸阳不畅而发为胸痹。

5. 寒邪内侵

寒为阴邪，其性凝滞收引，易伤阳气，寒邪凝滞心胸，则胸阳受损气机阻滞，内生痰浊瘀血，气血运行不畅，发为本病。

胸痹病机关键在于内伤或外感引起胸阳痹阻，气血运行不畅，不通则痛。其病位在心胸，但与肝、脾二脏有密切关系。

【**临床诊断**】

1. 诊断要点

（1）轻者感觉胸闷不适，呼吸欠畅，重者则有胸痛，严重者心痛彻背。

（2）常伴心悸，气短，呼吸不畅，甚则喘促，面色苍白，冷汗自出等症状。

（3）多因外感、情绪紧张、劳累、饮食不节诱发或加重。

（4）常规心电图、动态心电图、心脏彩超、胸片等检查有助于区别本病是心用失常或心体损伤，或者二者皆有。

2. 鉴别诊断

（1）胸痛：以胸部胀痛、刺痛为主要表现，深呼吸或咳嗽时加重，或伴咳喘，胸部转侧加剧。儿童胸痛多由肺炎、气胸、外伤等病引起，可做胸部 X 线检查协助诊断。

（2）真心痛：真心痛由胸痹的进一步发展而来，症见心痛剧烈，甚则持续不解，伴有汗出、肢冷、面白、唇紫、手足青至节，脉微或结代等危重证候。

（3）胃痛：以胃脘部胀痛、压痛为主要表现，有节律性，与饮食有关，往往有饮食不节、不洁史，或伴恶心呕吐、腹泻、纳呆等症状，必要时可做胃镜检查协助诊断。

【辨证论治】

1. 辨证要点

（1）辨疼痛部位：局限于胸膺部位，多为气滞或血瘀；放射至肩背、咽喉、脘腹，甚至臂膀、手指者，为痹阻较著；胸痛彻背、背痛彻心者，多为寒凝心脉或阳气暴脱。

（2）辨疼痛性质：疼痛如绞，遇寒则发，或得冷加剧者，属寒证；胸闷、灼痛，得热痛甚者，属热证；痛势较缓，其痛绵绵或隐隐作痛，喜揉喜按者，属虚证；痛势较剧，其痛如刺、如绞者，属实证；闷重而痛轻者，属气滞；痛如针刺，痛有定处者，属血瘀。

（3）辨疼痛程度：疼痛持续时间短暂，瞬间即逝者病情多较轻，持续不止者病情多较重，若持续数小时甚至数日不休者常为重病或危候。

2. 治疗原则

本病以扶正祛邪为治疗原则。发作期以标实为主，缓解期以本虚为主，其治疗应补其不足，泻其有余。标实者以祛邪为主，针对气滞、血瘀、寒凝、痰浊、邪毒等不同，予以理气行滞、活血化瘀、散寒宽胸、化痰降浊、清热解毒等治法。本虚者补虚为主，视脏腑气血阴阳亏虚之不同，调阴阳补气血，调整脏腑之功能；补虚与祛邪的目的都在于使心脉、胸中气血流畅，通则不痛，故行气活血通络法在不同的证类均可配合使用。

在胸痹的治疗中，出现真心痛情况时，需警惕并预防脱证的发生。要辨清证候之顺逆，一旦发现脱证之先兆，如疼痛剧烈，持续不解，四肢厥冷，大汗淋漓，神疲乏力，气短喘促，脉或速，或迟，或结，或代，或脉微欲绝等必须尽早使用益气固脱之品，并结合西医手段随病救治。

3. 证治分类

（1）气滞心胸

证候　胸痛时作，痛无定处，或心胸满闷，时欲太息，情志失调时易诱发或加重，或兼脘腹胀闷，得嗳气或矢气则舒，纳呆，舌淡红，苔薄或薄腻，脉弦。

辨证　本证由情志抑郁，或郁怒伤肝，肝气郁结，气机失调，心胸气血痹阻所致。以胸痛时作，情志失调时诱发或加重，伴气滞证候为辨证要点。

治法　理气宽胸，活血通络。

方药　柴胡疏肝散加减。常用柴胡疏肝理气；枳壳行气化痰消痞；柴胡与枳壳合用升降气机；白芍养血柔肝；合甘草缓急止痛；香附、陈皮理气解郁；川芎活血行气。

腹胀脘闷、嗳气、纳少者，加白术、茯苓、山药、六神曲、焦山楂以健脾益气，助运开胃；气郁日久化热，心烦易怒，口干，便秘，舌红苔黄，脉数者，加牡丹皮、栀子、虎杖以清肝泻火；胸闷心痛明显者，加丹参、蒲黄、赤芍以活血行瘀、散结止痛。

（2）痰浊闭阻

证候　胸闷重而胸痛轻，痰多气短，身重困倦，倦怠乏力，纳呆便溏，恶心，咯吐痰涎，或有形体肥胖，舌质淡胖，苔白腻或白滑，脉滑。

辨证　本证由饮食不节，恣食肥甘生冷，损伤脾胃阳气，或忧思伤脾，运化失司，聚湿生痰，痹阻胸阳所致。以胸闷重胸痛轻，胸阳不振，伴痰多、困重等痰湿证候为辨证要点。

治法　豁痰化浊，通阳散结。

方药　瓜蒌薤白半夏汤加味。常重用全瓜蒌利气宽胸散结；薤白行气通阳散结；半夏燥湿化痰，消痞散结；石菖蒲豁痰化痰开胃；桂枝温阳化气通脉；干姜、细辛温阳通脉，散寒止痛。

痰黄稠，便秘，苔黄腻，脉滑数者，痰浊郁而化热之象，去细辛，加浙贝母、虎杖、莱菔子以清热化痰；烦躁、时太息、嗳气者，加柴胡、白芍、香附以疏肝解郁；胸痛重者，加丹参、川芎、郁金以活血化瘀。痰浊闭塞心脉，卒然剧痛者，可用苏合香丸芳香温通止痛；痰热闭塞心脉者，用猴枣散，清热化痰，开窍镇惊止痛。

（3）瘀血痹阻

证候　胸闷疼痛，痛有定处，如刺如绞，甚则心痛彻背、背痛彻心，或痛引肩背，胸闷，日久不愈，可因暴怒而加重，舌质暗红，或紫暗、有瘀斑、舌下瘀筋，苔薄，脉涩或结、代。

辨证　本证由瘀血痹阻，心胸气血运行不畅，心脉瘀阻，不通则痛而致。以心胸刺痛，痛处固定，伴瘀血证候为辨证要点。

治法　活血化瘀，通络止痛。

方药　血府逐瘀汤加减。常用桃仁破血行滞；红花活血祛瘀；赤芍、川芎活血化瘀；牛膝活血通络，祛瘀止痛；生地黄、当归养血活血；桔梗、枳壳宽胸行气；柴胡疏肝解郁，升达清阳；甘草调和诸药。

兼夹寒邪者，加细辛、桂枝以温通散寒；兼气滞者，加沉香、檀香辛香以理气止痛；兼气虚者，加黄芪、党参、白术以补中益气；瘀血痹阻重证，胸痛剧烈者，加乳香、没药、郁金、延胡索、丹参、降香以加强活血理气止痛。

（4）心气不足

证候　胸部隐痛，胸闷气短，心悸，劳动则益甚，倦怠乏力，神疲懒言，或易出汗，舌质淡红，苔薄白，脉细缓或细弱。

辨证　本证由素体正气亏虚，或病久耗伤正气，心气不足，鼓动血脉无力，心脉不畅所致。以心胸隐痛，劳动则益甚，伴气虚证候为辨证要点。

治法　补养心气，鼓动血脉。

方药　保元汤加减。常用党参（人参）、黄芪补益心气；炙甘草益气通脉；肉桂辛温助阳，温通血脉；生姜温中散寒；丹参活血化瘀；当归活血行血。

心悸气短甚者，加酸枣仁、茯苓、龙骨、牡蛎以补益心气，镇惊安神；不寐多梦者，加石菖蒲、远志以安神定志；心烦、口干、盗汗者，加麦冬、五味子以生津养阴；夹瘀者，加丹参、川芎以活血化瘀。

（5）寒凝心脉

证候　卒然胸痛，或胸痛彻背、背痛彻心，感寒痛甚，形寒肢冷，心悸气短，冷汗自出，面色苍白，苔薄白，脉沉紧或促。

辨证　本证由素体阳虚，胸阳不振，寒邪乘虚而入，痹阻气血，血行不畅所致。

以突发胸痛，疼痛剧烈，感寒而发或加重，伴阳虚证候为辨证要点。

治法 温经散寒，活血通痹。

方药 当归四逆汤加减。常重用桂枝宣通心阳，温通经络；细辛温散寒邪，化饮通络；当归散寒通经，活血养血；芍药养血活血；通草通利血脉；甘草调和诸药，合芍药缓急止痛。

若疼痛剧烈，心痛彻背、背痛彻心，痛无休止，伴有身寒肢冷，气短喘息，脉沉紧或沉微者，为阴寒极盛，胸痹重症，治以温阳逐寒止痛，方用乌头赤石脂丸。

【**其他疗法**】

1. 中药成药

（1）逍遥丸：每瓶 200 丸。每服 < 3 岁 3 丸、3 ~ 6 岁 6 丸、> 6 岁 8 丸，1 日 3 次。用于气滞心胸证。

（2）血府逐瘀口服液：每支 10mL。每服 < 3 岁每服 5mL，1 日 2 次；3 ~ 6 岁每服 5mL，1 日 3 次；> 6 岁每服 10mL，1 日 2 ~ 3 次。用于瘀血痹阻证。

（3）复方丹参片：每片 0.32g。每服 < 3 岁 1 片、3 ~ 6 岁 2 片、> 6 岁 3 片，1 日 3 次。用于瘀血痹阻证。

（4）归脾丸：每瓶 36g。每服 1 ~ 3 岁 2g、3 ~ 5 岁 4g、> 5 岁 6g，1 日 2 ~ 3 次。用于心气不足证。

2. 针灸疗法

主穴：心俞、厥阴俞、大椎、膻中、内关。

配穴：痰阻心脉者，加丰隆、肺俞、间使；气滞心胸者，加中脘、足三里、太冲；瘀血痹阻者，加膈俞、血海、三阴交；寒凝心脉者，加足三里、关元、太溪；心气亏虚者，加气海、足三里；心阴不足者，加三阴交、少府、太溪；心肾阳虚者，加关元、大椎、气海。

针法：实证针用泻法；虚证针用补法，可加灸。

3. 推拿疗法

按摩腹部的上脘、中脘、下脘、神阙、关元、心俞、厥阴俞或华佗夹脊压痛点等。

【防护康复】

1. 预防

（1）锻炼身体，增强体质，预防感冒。

（2）饮食宜清淡，勿过急过饱，勿过食肥甘，饮食要多样化，保持大便通畅。

（3）保持良好的情志状态，避免过于激动或喜怒忧思无度。

（4）防寒保暖，避免寒冷刺激。

2. 调护

（1）生活起居有规律，保持乐观情绪。

（2）缓解期要坚持力所能及的活动。

（3）保证充足的睡眠。

3. 康复

（1）配合治疗，消除焦虑，增强信心。

（2）回避诱发或加重的因素，减少和防止病情反复。

（3）给予合适的学习期望值，有助于调畅情志。

【审思心得】

1. 循经论理

胸痹是指以胸部闷痛、甚则胸痛彻背，喘息不得卧为主要表现的一种疾病，轻者感觉胸闷，呼吸欠畅，重者则有胸痛，严重者心痛彻背、背痛彻心。常伴有心悸，气短，呼吸不畅，甚至喘促，惊恐不安，面色苍白，冷汗自出等。多由劳累、饱餐、寒冷及情绪激动而诱发，亦可无明显诱因或安静时发病。

胸痹之病名始载于《灵枢·本脏》，但未对其具体描述。汉代张仲景《金匮要略·胸痹心痛短气病脉证治》将胸痹明确定义，其曰："胸痹之病，喘息咳唾，胸背痛，短气，寸口脉沉而迟，关上小紧数……"又说："胸痹不得卧，心痛彻背者，栝蒌薤白半夏汤主之。"对其病脉证治详细阐述。胸痹之病与心痛相似，自《金匮要略》始合称胸痹心痛，《医宗金鉴》则又把胸痹心痛简称为胸痹，胸痹重症则另称为"真心痛"。

中医古籍胸痹、胸痹心痛，以发病时证候和/或病机命名，包含现代的疾病比较多，病程中以胸闷、胸痛为主要表现时，均可诊断为胸痹，如冠心病、心肌炎、呼吸或消化系统疾病、心脏神经官能症等。现代中医内科将其与西医学冠心病相对应，如《中医内科学·胸痹》（第九版）云："主要与西医学所指的冠状动脉粥样硬化性心脏病（心绞痛、心肌梗死）关系密切。"

与成人不同，小儿胸痹罕有由冠状动脉粥样硬化性心脏病引起，除心肌炎、心肌损害外，大多由心脏神经官能症、精神心理障碍等疾患引起，亦可由消化系统、呼吸系统及精神因素引起，病机以各种原因造成胸阳失展为主，各病证出现胸闷、胸痛、短气，甚则胸痛彻背、喘不得卧等症状者，均可按本病辨证论治。

小儿主诉胸闷、胸痛时，情况较复杂，涉及疾病较多。临证时应首先分辨心脏器质性病变、非器质性病变及非心脏系统疾病。器质性病变者，胸闷痛以心前区为主，常伴心悸、头晕、疲倦、气短、脉律失常等症状，由心之体用损伤所致，初期多有邪毒外犯的病史，心电图、心脏彩超、心肌酶等检查常有阳性发现，有助于疾病诊断和了解病情轻重，临床常见于病毒性心肌炎和心肌损害。非心脏器质性病变及非心脏系统疾病者，胸闷痛常不局限于心前区，心电图、心肌酶学等检查多无异常，临床又可分为心脏疾病恢复期、呼吸系统疾病、消化系统疾病、精神因素等方面引起。呼吸系统常见于肺炎喘嗽，邪热、痰瘀壅滞心胸，损伤肺络，阻碍胸中气血运行引起胸闷胸痛，伴发热、咳嗽、气喘、咯痰等症状，予清热化痰止咳平喘治疗，胸闷痛常随咳喘、发热向愈而解，以胸闷痛为主要表现时，可参合胸痹辨证治疗。消化系统之小儿胃炎，由于儿童对胃炎症状描述不清，常诉胸闷痛，痛无定处，可伴纳呆、胃脘触痛等症状，多属饮食不节引起的胸痹，胃肠道症状著者，可参合胃脘痛、积滞等病辨证治疗。情志失调，气机郁结，心胸气机不畅可引起胸闷痛，伴烦躁、抑郁、夜寐不安等症状，常属胸痹之气滞心胸，亦有学者称之为郁病性胸痹，可参合儿童抑郁症、儿童焦虑症辨证治疗。

能准确主诉胸闷、胸痛的小儿多为大龄儿童，年幼者不能诉说不适，临证可表现为间作长吸气、长叹气动作。然长吸气、长叹气动作又可出现在多种不同疾病，有情志因素引起者，属郁病范畴，情志疏解后多可消失；外感后出现者，需警惕邪毒损伤心之体用，心电图、心肌酶、心脏彩超等检查可协助诊断，此类检查有异常者，属病毒性心肌炎、心悸范畴；检查无异常、又非情志引起者，可考虑胸阳不振、胸中气机不畅所致，按照胸痹辨证论治。

胸痹病因，可分为外感和内伤两类。外感者由感受风热邪毒、湿热邪毒，邪毒循经络入侵心脏，损伤心体心用，心胸气机不畅；或邪毒侵肺，导致热痰瘀滞壅阻于肺、胸中，气血运行不畅；或胸阳素亏，寒邪侵犯心胸，胸中气机不畅均可引起胸闷、胸痛。如《金匮要略·胸痹心痛短气病脉证治》曰："今阳虚知在上焦，所以胸痹心痛者，以其阴弦故也。"《圣济总录·胸痹短气》云："胸痹短气者，由脏腑虚弱，阴阳不和，风冷邪气，攻注胸中。"内伤者，多由脏腑亏虚、饮食不节、情志失调所致。脏腑功能虚弱，气血阴阳不足，心脉失养，不荣则痛，或邪气乘虚而入，痹阻心胸所致。情志因素也是导致胸痹的病因之一，情志失调，气机郁结，气血运行不畅，心胸痹阻，或情志伤脾，脾失运化，气血生化乏源，聚湿化痰，痰凝气滞心胸，不通则痛，引发或加重胸痛。清·沈金鳌《杂病源流犀烛·心病源流》曰："总之七情之由作心痛……除喜之气能散外，余皆足令心气郁结而为痛也。"饮食不节，损伤脾胃，积滞痰浊内生，阻滞气机，心胸气血运行不畅而发为胸痹。其他如劳倦耗气、外伤跌扑等，或使正气亏虚加重，或致气滞血瘀，亦可引起或加重胸痹。

胸痹以胸闷痛为主要表现，痛之病机，无非不通则痛和不荣则痛两种，两者常又互为因果。外邪、积滞、气滞、痰瘀诸因影响心脉或心胸气机，气血运行不畅，不通则痛。脏腑功能失健，心脾不足，心脉失养，不荣则痛，且易为邪侵，阻滞气血运化，导致心胸气血不畅而痛。不通而痛者疼痛常较剧，痛有定处，不荣而痛者疼痛较轻，疼痛持续连绵，常无定处。两者常不能完全分开，临证根据其轻重各异而治疗有所侧重。

胸痹的辨证，以辨虚实、寒热、气血为要点。虚者，痛势较缓，其痛绵绵或隐隐作痛，喜揉喜按；实者，痛势较剧，其痛如刺、如绞；属寒者，疼痛如绞，遇寒则发，或得冷加剧；热者，胸闷、灼痛，得热痛甚；气滞者，闷重而痛轻；血瘀者，痛如针刺，痛有定处。胸痛的位置大小，常可提示病情轻重，局限于胸膺部位，多为气滞或血瘀，病情较轻；放射至肩背、咽喉、脘腹，甚至臂膀、手指者，为痹阻较甚，多属病重；胸痛彻背、背痛彻心者，多为寒凝心脉或阳气暴脱，常为危重之候。辨疼痛程度、疼痛持续时间，可以提示病情的程度。时间短暂，瞬间即逝者多轻，持续不止者多重，若持续数小时甚至数日不止者常为重病或危候。胸痹病因较多，有些属危重症，故临床遇胸痹之病患，需详细诊察，明辨胸闷胸痛性质，必须结合其他临床表现，辨识病情轻重，必要时辅以理化检查协助诊断，以免延误病情。对于不能主诉的小儿，辨证又以舌象、脉象、面色、精神、饮食喜恶等等作为主要依据辨别寒热虚实。

2. 证治有道

胸痹治疗以扶正祛邪，调整脏腑功能为原则。发作期以标实为主，缓解期以本虚为主。本虚又需明辨气血阴阳、脏腑亏虚之处，补益脏腑之不足，平衡阴阳，调理气血。标实者宜泻之，辨察气滞、痰浊、寒凝、瘀血、积滞、邪毒之不同，治以理气、化痰、温散、祛瘀、导滞、解毒等法。本病又常表现为虚实夹杂，因此需兼顾补虚祛邪，权衡标本虚实之多少，掌握补泻之度。胸痹主要病理为不通则痛，故行气活血通络法常贯穿始终，随证合用。在胸痹的诊治中，需警惕真心痛的出现，谨防厥脱危候的发生，一旦发现厥脱证之先兆，如疼痛剧烈，持续不解，四肢厥冷，自汗淋漓，神萎或烦躁，气短喘促，脉或速，或迟，或结，或代，或脉微欲绝等症，必须尽早使用益气固脱之品，并中西医结合救治。真心痛儿童虽较罕见，可见于有基础疾病者，然发病则属危重症，病死率较高，临证时不可忽视。

胸痹之气滞心胸证，多由情志失调，肝郁气滞，心胸气血壅滞所致，受情绪波动而影响病情。以心胸满闷，隐痛，痛无定处，太息，遇情志不遂诱发或加重为特点。治以理气宽胸，活血通络，方用柴胡疏肝散加减。常用柴胡疏肝理气，枳壳行气化痰消痞，柴胡与枳壳合用升降气机，白芍养血柔肝，合甘草缓急止痛，香附、陈皮理气解郁，川芎活血行气。此证多由情志失调而起，除药物治疗外，尚需结合情志疏解，方能取得佳效。

痰浊闭阻证多见于素体肥胖儿童，或饮食不节，损伤脾胃，聚湿生痰，痹阻胸阳所致。以胸闷重而痛轻，痰多气短，纳呆，呕恶，身重乏力等为特点，以豁痰化浊，通阳散结为治法。常用方瓜蒌薤白半夏汤加减。

瘀血痹阻证以胸部痛剧，如刺如绞，痛有定处，舌暗为特点。治以活血化瘀，通络止痛。方用血府逐瘀汤加减。临证时胸痹患者往往痰浊与瘀血常互相搏结，故化痰法与活血化瘀法常同用。

心气不足之胸痹，以胸部隐痛，胸闷气短，或心悸，劳倦则加重，神疲乏力等为特点。多由素体正气亏虚，或久病伤正，心气不足，鼓动血脉无力，心胸气机不畅所致。治以补养心气，鼓动血脉之法。方用保元汤加减。

胸痹之寒凝心脉证治疗，遵循"急则治其标，缓则治其本"的原则。初起邪实为主，治疗祛邪为要，寒邪退而心胸阳气宣通则病减。常表现为卒然起病，心痛如绞，或胸痛彻背，背痛彻心，或感寒痛甚，心悸气短，形寒肢冷，冷汗自出，苔薄白，脉沉紧或促等症状。多因气候骤冷或感寒而发病或加重。治以温经散寒，活血通痹。方用当归四逆汤加减，重症用乌头赤石脂丸。

仲景乌头赤石脂丸由蜀椒、乌头、附子、干姜、赤石脂组成，《金匮要略·胸痹心痛短气病脉证治》用治"心痛彻背，背痛彻心"，是为寒凝心脉重证。我们曾以实验研究证实：乌头赤石脂丸能减轻寒凝胸痹大鼠的缺血心肌损伤，对缺血心肌有保护作用，并改善降低血液的黏稠度，增加血液流速，加强心肌供血，这可能是其保护作用的机制。此证在成人多见，在儿童则比较少见。

邪毒内侵心脉所致胸闷胸痛儿童较成人为多，由风热邪毒从鼻口而入，先犯于肺，继侵心脉，或湿热邪毒从口而入，侵犯肠胃，肠胃湿热蕴结，上犯于心，心脉痹阻导致胸闷胸痛。风热邪毒者，治以疏风清热解毒，佐以活血通络，代表方有银翘散；湿热邪毒者，治以清热利湿解毒，佐以活血通络，代表方有葛根黄芩黄连汤。伴心悸、发热、疲倦者，可参合心悸、小儿病毒性心肌炎辨证治疗。

临证时儿童主诉胸闷痛时，常无上述各证典型表现，往往从胸阳不展立论而统治之，治以宽胸理气，或宽胸宣阳。方常选用仲景瓜蒌薤白三方加减。常用药有瓜蒌、薤白、郁金、桂枝、半夏、枳实、丹参。瓜蒌味甘，性寒，功能宽胸散结，清热涤痰，润肠通便，为仲景治疗胸痹之要药，《本草逢原》谓其："洗涤胸膈中垢腻郁热。"瓜蒌皮长于宽胸理气；瓜蒌子擅于宽胸散结，导痰浊下行。薤白味辛、苦，性温，功能通阳散结，行气导滞，《本草崇原》说："薤用在下之根，气味辛温，其性从下而上，主助生阳之气上升者也。"郁金味苦、辛，性寒，功效行气化瘀，清心解郁，能入气分血分，为胸痹之气滞血瘀要药。桂枝味辛、甘，性温，能温通经脉，宣阳化气，胸痹用桂枝有宣通胸阳、畅达心气之功。半夏味辛，性温，功能燥湿化痰，消痞散结。《名医别录》云（半夏）："主消心腹胸中膈痰热满结。"枳实味苦、辛、酸，性微寒，有破气消积，化痰散痞之功效，《本草纲目》云："大抵其功皆能利气。气下则痰喘止，气行则痞胀消，气通则痛刺止，气利则后除。故以枳实利胸膈，枳壳利肠胃。然仲景治胸痹痞满，以枳实为要药。"丹参味苦，性微寒，功能祛瘀止痛，活血通经，《本草备要》谓其"能破宿血，生新血，瘀去然后新生"；"一味丹参散，功同四物汤"。因此，丹参擅长活血化瘀，通络止痛。临证时视气滞、血瘀、痰阻、胸阳不振之孰轻孰重，择上药而用之。痰浊为主者，瓜蒌、半夏、薤白三药合用，即仲景瓜蒌薤白半夏汤组成，以通阳散结，祛痰宽胸。痰浊中阻，胸阳不振者，常瓜蒌、薤白、桂枝、枳实同用，以通阳散结，祛痰下气，取仲景枳实薤白桂枝汤之方义。夹血瘀者，又常加入郁金、丹参、川芎以活血化瘀。

临床根据兼夹情况，辨证配伍他药。如兼伤风咳嗽，合以疏风宣肺止咳之法，常加防风、桔梗、蝉蜕等药；痰热在肺者，合以清热化痰之法，常加桑白皮、浙贝母、金银花等药；脾虚不运者，合以健脾益气治法，常加党参、茯苓、陈皮、焦山楂等药；肺气不利、鼻窍不通者，加辛夷、防风以疏风通窍；湿浊困脾者，加苍术、佩兰、薏苡仁、木香以芳香化湿，理气助运；夹里热者，常加虎杖、蒲公英、黄芩清热解毒；血瘀较著者，加川芎、五灵脂、牡丹皮加强活血化瘀之力。气虚者，用黄芪、生晒参大补元气；汗多者，加煅龙骨、煅牡蛎敛阴止汗；阴虚者，加生地黄、麦冬、玄参滋水养阴；血虚者，加当归养血活血；心悸者，加远志、磁石宁心安神。

缓则治其本，胸闷痛经宽胸理气通阳等治疗后，胸闷痛得缓，此时应加强治本，以防病情反复。本为胸中气阳亏虚，治以补气温阳，佐以宽胸理气通络为法。常用药：炙黄芪、生晒参、茯苓、桂枝、白术、炙甘草、枳实、瓜蒌、郁金。炙黄芪擅于补气，《医学衷中参西录》谓："能补气，兼能升气，善治胸中大气（即宗气，为肺叶阖辟之原动力）下陷。"生晒参大补元气，补益肺脾。茯苓健脾宁心，利水渗湿，《神农本草经》谓"主胸胁逆气。忧患，惊邪恐悸，心下结痛。"桂枝温振胸阳，温通经络；白术健脾益气，燥湿利水，祛痰浊之源；炙甘草补脾益气，调和诸药；枳实破气化痰；瓜蒌宽胸理气；郁金清心解郁，行气化瘀。临证根据虚实兼夹、证候轻重调整药量和加减药物。

总之，胸痹治疗应注重整体辨证，不可一味地宽胸散结或活血化瘀，此类药有耗气阴、伤正气之弊，应中病即止。临证所见，儿童胸痹多为虚实夹杂，故需细察病情，灵活掌握诸法，辨证论治。同时胸痹既是一个疾病，又可为多种疾病中的一个证候，如心悸、怔忡、不寐、郁证（儿童焦虑症、儿童抑郁症），以及病毒性心肌炎等病均可见胸痹，可以参合相关疾病辨证治疗。临证时需详加诊查，辨清病证之主次，方能取得好的疗效。

第四章

心悸

【概述】

心悸是自觉心脏跳动，心慌不安而不能自主的病证。多见于能主诉自觉症状的较大儿童。在婴幼儿则可见心前区明显搏动，甚至其动应衣，脉来数疾促急，或结代。

心悸包括惊悸与怔忡，两者有轻重之别。因惊而悸者谓之惊悸，惊悸时作时止，病情较为短暂。无所触动而悸者谓之怔忡，怔忡发作无时，病情较为深重。怔忡多伴惊悸，惊悸日久可发展为怔忡，故临床上往往心悸与怔忡并称。

心悸可用脉诊和/或观察虚里搏动来发现。早在《素问》中就有三部九候与独取寸口诊法，以及观察虚里部位的搏动来诊断疾病的记载。《金匮要略·惊悸吐衄下血胸满瘀血病脉证治》言："寸口脉动而弱，动则为惊，弱则为悸。"指出脉诊能分辨心悸。《伤寒论·辨太阳病脉证并治》说："伤寒二三日，心中悸而烦者，小建中汤主之。"又说："伤寒脉结代，心动悸，炙甘草汤主之。"明确提出了伤寒后损伤心气、心阴、心阳的心悸病证及其治法。《小儿药证直诀·五脏所主》以"心主惊"立论，认为心虚"虚则卧而悸动不安"。《证治准绳·幼科·惊悸》认为小儿心悸多为虚证，其曰："惊者，心卒动而恐怖也；悸者，心跳动而怔忡也。二者因心虚血少，故健忘之证随之。"

根据本病的临床表现，西医学中各种原因引起的心律失常，如心动过速、期前收缩、心房颤动、病态窦房结综合征、预激综合征，以及先天性心脏病、心力衰竭、心肌炎、心脏神经官能症等，以心悸为主要临床表现者，均可参考本章进行辨证治疗。

【病因病机】

小儿心悸多由先天胎禀不足或后天失调所致。胎禀不足，多责之于心脉有异，血气循行无序；后天失调者，多责之于心之气血阴阳不足，外邪入侵，骤遇惊恐或水饮瘀血内阻等因素。

1. 心脏亏虚

心主血脉，心血、心阴、心气、心阳是血脉运行的物质基础与动力。若脾失健运气血生化乏源，或久病大病耗伤气血，或失血过多营血内竭，或误汗损伤心阳不能温养心脉推动血行，或先天心脏缺损血液分流心阳失司。心气不足、心阳不振、心阴失藏、心血失养，均可导致心悸怔忡。

2. 邪毒侵心

外感风热毒邪，或感受湿热毒邪，邪毒循经、心脉侵犯心脏，内舍于心，损伤心体，即损伤心之真脏，同时耗伤心之气血阴阳。心主血脉，心体心用损伤则主血脉功能失司，气血流行不畅，脉气不相顺接而心悸。

3. 水饮凌心

心为阳脏，位于膈上清旷之地。若脾肾阳虚，不能蒸化水液，聚而为饮，饮邪上犯，心阳被遏，或心阳不足，胸阳不振，中焦失运，痰饮内生，上犯于心，以致血运不畅，水化为饮，上逆凌心，可引起心悸。

4. 心络瘀阻

病久脏腑虚损，气阳不足，血行无力，或七情不畅，肝气郁结，气滞血瘀，心脉痹阻，脉气不相顺接而发病。

5. 心虚胆怯

小儿神气怯弱，智慧初开，若突见异物，或闻特异声响，惊恐伤肾，逆乱气机，心肾不交，心神不宁则悸动不安。

总之，心悸的病机主要分虚实两种。虚者为气血阴阳亏损，使心失所养而心悸；实者多由邪毒侵心，水饮上凌，惊恐伤神，或心络瘀阻，气血运行不畅而致。虚实之间可以互相转化，或虚实并见。此外，某些心悸重症，可以发展成厥脱之变。

【临床诊断】

1. 诊断要点

（1）自觉心跳剧烈，或快速，或跳动过重，或忽跳忽止。呈阵发性或持续不解，神情紧张，心慌不安，不能自主。见于能主诉自觉症状的大龄儿童，幼龄儿童可见虚里搏动异常，常以脉律失常被发现。

（2）可伴有胸闷不舒，易激动，心烦，寐差，乏力，头晕，气促等症状。

（3）可见数、促、结、代、沉等脉象。

（4）常由情志刺激，惊恐、紧张、劳倦、饱食等因素而诱发或加重。

（5）可结合心脏听诊、心电图、超声心动图、X线、心肌酶学检查协助诊断，对于疾病的认识了解及轻重、预后判断十分重要。

2. 鉴别诊断

本病需与胸痹、奔豚鉴别。

（1）胸痹：两者均可出现心悸怔忡、脉结代。胸痹以胸闷胸痛为主要表现，或伴面色苍白，神疲乏力，冷汗等证候。胸痹与心悸常合并出现。

（2）奔豚：奔豚发作时，亦可出现心胸躁动。心悸为心中剧烈跳动，发自于心；奔豚乃上下冲逆，发自少腹，可资鉴别。

【辨证论治】

1. 辨证要点

（1）辨病情轻重：惊悸较轻，怔忡较重。惊悸可以发展为怔忡。惊悸常因外界刺激而发作或加重，常时发时止；怔忡则无惊自悸，经常自觉怵惕不安，悸动不宁，动则尤著。

（2）辨虚实兼夹：心悸以虚为主，以实为次，又多虚实夹杂之证；心悸早期以实为主，后期以虚为主。虚主要是指五脏气血阴阳亏损；实主要指邪毒、痰饮、瘀血之浸淫及惊恐伤神。痰饮犯心，气滞血瘀，邪毒侵心，惊恐伤神均可导致气机不畅，脉气不相顺接，从而出现心悸。

（3）辨脉象：小儿心悸在脉象上有明显的变化，常表现为或数或疾，或脉律不整，可出现促、结、代之脉。一般说来脉数为热为虚，脉沉为寒为阳虚；脉律不整参伍不调者为气血两亏；脉疾及促、结、代者，提示真脏受损，病情较重。

（4）辨虚里：正常情况下虚里之动，按之应手，动而不紧，缓而不急，起落有序。若按之微弱为不及，是宗气内虚；动而应衣为太过，是宗气外泄；搏动过速，多为里有积热，邪气亢盛，或正气衰而虚阳外脱。起落无序，则为脉律不整，心律不齐。

2. 治疗原则

本病以扶正祛邪为治疗原则。治疗要根据本虚标实的情况，分别选用益气、养血、滋阴、温阳、解毒、化饮、化瘀、定惊等法，使脏腑功能调和，气血运行流畅。在辨证治疗的基础上，适当配合宁心安神法，可以增强疗效。此外，临证还须详问病史，根据主症、兼症，结合体格检查及有关辅助检查，明确引起心悸的原因，辨证与辨病相结合，方能提高疗效。

3. 证治分类

（1）心气不足

证候 心悸怔忡，动则尤甚，胆小易惊，神疲乏力，自汗懒言，面色无华，或诉头晕，或作叹息，舌淡，苔白，脉数、弱或沉、迟，虚里搏动弱。

辨证 本证由于素体心气虚，或病损心气，心气不足，鼓动血脉无力而致。以心悸怔忡，动则尤甚，伴气虚证候为辨证要点。

治法 益气养心，安神定悸。

方药 四君子汤加味。常用党参（人参）补心气之虚；茯苓健脾宁心，渗利水湿；白术健脾益气；远志宁心安神，止惊悸；枳壳理气行滞；炙甘草益气复脉，调和诸药。

自汗者，加黄芪益气固表；心阳不振者，加桂枝温振心阳；气滞血瘀者，加丹参、郁金活血通络解郁。此外，亦可按心气虚的情况选用党参、太子参、人参，取一味煎汤代茶服。

（2）心阳不足

证候 心悸不定，动则更甚，胸闷气短，形寒肢冷，反复感冒，自汗肤凉，面色苍白，纳少便溏，舌淡，苔白，脉沉细、结代、虚弱，虚里搏动微弱。

辨证 本证由久病体虚，气虚及阳，心阳不振，血液运行迟缓，心脉鼓动无力而现悸动。以心悸不安，动则加甚，伴形寒肢冷，面色苍白等虚寒证候为辨证要点。

治法 温补心阳，安神定悸。

方药 黄芪建中汤加减。常重用桂枝温振心阳；芍药敛营阴，防桂枝辛温伤阴；炙甘草益气复脉；黄芪补气；龙骨、牡蛎敛浮越之正气，镇惊安神。

心阳虚甚者，加党参（人参）、附子以益气温阳；兼见心阴不足者，加麦冬、五味子、玉竹益气养阴；兼有水肿者，加白术、茯苓、车前子健脾利水。寒凝心脉者，可用当归四逆汤祛寒活血，通阳复脉；心肾阳虚者，可合肾气丸；虚阳欲脱，四肢厥逆时，亟须回阳救逆，用参附汤或四逆加人参汤。

（3）心血不足

证候 心悸怔忡，动则尤甚，夜眠不宁，心烦多梦，纳呆食少，面色无华，神倦乏力，或自汗气短，唇甲色淡，舌淡红，脉细弱，虚里搏动微弱。

辨证 本证多由脾虚不运，化源不足，或失血致心血不足，心失所养，故悸动不安。以心悸怔忡，动则尤甚，不寐心烦，伴食少纳呆，神倦乏力等心血虚证候为辨证要点。

治法 补血养心，益气定悸。

方药 归脾汤加减。常用黄芪、党参（人参）、白术补脾益气以生血；当归、炒白芍、熟地黄、龙眼肉补血养心；茯神、远志、枣仁宁心安神；木香理气醒脾，又防药物滋腻碍胃；炙甘草、大枣调和脾胃。

兼心阴不足，烦躁口干者，加麦冬、玉竹、五味子益气养阴；惊惕不安者，加龙齿、牡蛎镇惊安神。

（4）心阴不足

证候 心悸不宁，颧红唇赤，时有低热，手足心热，烦躁，哭闹不宁，少寐多梦，盗汗，大便秘结，舌质红，苔薄黄，脉细数或结代，虚里搏动微弱，或起落无序。

辨证 本证由热病伤阴，肾阴不足，肾水不能上济心阴，心火内动，扰动心神而致。以心悸不宁，烦躁，伴时有低热，颧红唇赤，少寐多汗等阴虚火旺证候为辨证要点。

治法 滋阴降火，养心定悸。

方药 加减复脉汤加味。常用炙甘草益气复脉；生地黄、白芍、麦冬、阿胶滋阴养血，生津润燥；火麻仁滋阴润肠通便；五味子、牡蛎敛浮越之正气，宁心定悸。

虚火旺者，加龟甲、知母、黄柏滋阴潜阳；盗汗较著者，加麻黄根、浮小麦敛汗；风湿关节痹痛者，加五加皮、桑枝、鸡血藤等通经活络。

（5）气阴两虚

证候　心悸怔忡，胸闷气短，倦怠乏力，面色无华，自汗盗汗，睡时露睛，面颧暗红，舌质红，苔花剥，脉细数或结代，虚里搏动或显或弱，或起落无序。

辨证　本证由心之气阴两亏，心虚失养，心脏动悸不安所致。以心悸怔忡，伴气短乏力，颧红盗汗，舌苔花剥等气阴不足证候为辨证要点。

治法　益气养阴，宁心复脉。

方药　炙甘草汤加减。常用炙甘草、党参（人参）、大枣益心气，补脾气；桂枝、生姜温心阳，通血脉；生地黄滋阴养血；阿胶、麦冬、火麻仁滋心阴，养心血。

气虚自汗者，加黄芪益气固表；血虚心慌者，加当归、枣仁、五味子、柏子仁养心安神；血瘀者，加丹参、川芎活血化瘀。

（6）心虚胆怯

证候　心悸，善惊易恐，遇惊则心悸怵惕，坐卧不安，少寐多梦，苔薄白或如常，脉动数或弦，虚里搏动明显，或起落无序。

辨证　本证多见于平素胆怯易惊小儿，骤遇惊恐，气机逆乱，心神不宁，惕惕悸动所致。以心悸，遇惊加重，伴善惊易恐，坐卧不安，多梦心胆虚怯证候为辨证要点。

治法　镇惊定志，养心安神。

方药　安神定志丸加减。常用龙齿、琥珀、磁石、朱砂镇惊安神；茯神健脾渗湿，宁心安神；石菖蒲、远志化痰开窍安神；党参（人参）大补元气，宁心安神。

心胆气虚，神不自主而心悸者，重用炙甘草益气复脉；心阴不足而心悸者，加柏子仁、五味子、玉竹、天冬、酸枣仁养阴安神。

（7）邪毒侵心

证候　心悸多喘，咳嗽，咽痛，喉核红肿，反复发热，或腹泻，汗多，乏力倦怠，脉数，或结、促、代，虚里搏动微弱或应衣，或起落无序。

辨证　本证由于外感风热毒邪，或感受湿热毒邪，内舍于心，心神不安而动悸。以心悸怔忡，伴咳嗽，咽红肿痛，发热，或腹泻等热毒证候为辨证要点。

治法　清热解毒，宁心复脉。

方药　银翘散加减。常用金银花、连翘疏风清热解毒；淡竹叶清热利湿；苦参、牛蒡子、桔梗、黄芩清热解毒，利咽消肿；淡豆豉、薄荷加强祛风散邪之力；芦根清热生津；太子参顾护正气；甘草调和诸药。

咽喉肿痛较著者，加大青叶、虎杖、玄参、蒲公英清热解毒；咳嗽痰稠者，加杏仁、浙贝母、瓜蒌皮清肺化痰；肠腑湿热泄泻腹痛者，去金银花、连翘、淡竹叶、牛蒡子、芦根，加葛根、黄连、苍术、木香、车前子清热利湿；盗汗自汗者，加麻黄根、浮小麦、牡蛎敛阴止汗；表证不著，心悸迁延者，加服生脉散益气养阴。

（8）水饮凌心

证候　心悸气促，渴不欲饮，小便不利，下肢浮肿，形寒肢冷，眩晕呕吐，泛涎多唾，舌淡苔滑，脉弦滑，或沉细，虚里搏动明显。

辨证　本证多见于久病体弱，或心阳虚衰，气化功能失司，水饮内停，水气凌心则悸。以心悸，伴气促，浮肿，小便不利，眩晕等水饮内停证候为辨证要点。

治法　温振心阳，化气行水。

方药　苓桂术甘汤加味。常重用桂枝温振心阳，化气利水；茯苓健脾渗湿利水；白术健脾助运；椒目、葶苈子利水消肿；甘草调和诸药。

呕恶者，加半夏、陈皮降逆止呕；阳虚水泛，下肢浮肿者，加泽泻、猪苓、车前子等利水消肿；肾阳虚衰，不能制水，水气凌心，症见心悸喘咳，不能平卧，小便不利，浮肿较甚者，用真武汤。

（9）心络瘀阻

证候　心悸，胸闷不舒，善太息，心痛时作，痛如针刺，口唇指（趾）甲青紫，指（趾）如杵状，舌紫黯，或有瘀斑，脉涩或结代，虚里搏动明显、起落无序。

辨证　本证见于先天胎禀不足，或心病日久，心脉瘀阻，气血运行失常，心失所养而动悸。以心悸，伴胸闷痛，口唇指（趾）甲青紫，舌紫黯等血瘀证候为辨证要点。

治法　活血化瘀，理气通络。

方药　桃红四物汤加减。常用桃仁、红花活血化瘀；赤芍、川芎、生地黄、当归四物补血养血；延胡索、丹参活血止痛；香附、青皮行气。

阳虚寒凝致瘀者，加桂枝、附片、干姜温阳散寒；络脉痹阻，胸痹较甚者，加沉香、檀香、降香行气止痛；夹有痰浊，胸满痹痛者，加瓜蒌、薤白、半夏等宽胸散结。

【其他疗法】

1. 中药成药

（1）益心舒片：每片0.4g。每服1～2片，1日3次。用于气阴两虚证。

（2）稳心颗粒：每袋9g。每服3～6g，1日3次。用于气阴两虚夹瘀证。

（3）柏子养心丸：每丸6g。每服3g，1日2次。用于心气虚证、心血虚证。

2. 针灸疗法

（1）体针：主穴取内关、心俞、神门、三阴交。配穴：脉数疾取间使；脉缓迟取素髎；胸闷胸痛取膻中。用补法。1日1次，7日为1疗程。随证加减用于本病各证。

（2）耳针：取心、皮质下；交感、神门、胸。每次2～3穴，留针15～30分钟。1日1次，10日为1个疗程。用于本病各证。

【防护康复】

1. 预防

（1）参加体育活动，增强体质。

（2）预防感冒，有病早治。

（3）加强孕妇保健，特别是在妊娠早期积极预防风疹、流行性感冒等病毒性疾病。

2. 调护

（1）消除患儿顾虑，精神愉快轻松，病室或卧室保持安静。

（2）心悸甚者卧床休息，缓解后适当活动，记录每次发作的时间、诱因及脉象。

（3）饮食饥饱适宜，清淡而富于营养。

（4）重症心悸，应密切观察病情，注意证候变化，及时处理。

3. 康复

（1）解除患儿的精神负担，减轻学习压力。

（2）保证充分的休息，防止疲劳加重病情或复发。

（3）定期随访。

【审思心得】

1. 循经论理

心悸是自觉心脏跳动，心慌不安，心中动悸不宁，不能自主的病证。自觉心跳呈阵发性或持续不止，可伴有气短乏力，胸闷，甚或胸痛，喘促，肢冷汗出，晕厥。多见于能主诉自觉症状的较大儿童。在婴幼儿则可见心前区明显搏动，甚至其动应衣，脉来数疾促急或结代等，可伴有烦躁不宁、冷汗、纳差、易呕吐等症状。不能主诉不适的儿童临证常在脉诊、心脏听诊时被发现。

心悸可分为惊悸与怔忡，两者有轻重之别。因惊而悸者谓之惊悸。惊悸时作时止，病情较为短暂。无所触动而悸者谓之怔忡，怔忡发作无时，病情较为深重。怔忡多伴惊悸，惊悸日久可发展为怔忡，故临床上往往心悸、怔忡并称。

中医文献对心悸证治论述较多，《黄帝内经》虽无心悸或惊悸、怔忡之病名，但有类似症状记载。如《素问·举痛论》云："惊则心无所倚，神无所归，虑无所定，故气乱矣。"《素问·三部九候论》说："参伍不调者病。"最早记载了脉律不齐是疾病的表现。《素问·平人气象论》说："脉绝不至曰死，乍疏乍数曰死。"最早认识到严重脉律失常与疾病预后的关系。《伤寒论·辨太阳病脉证并治》有"太阳病，小便利者，以饮水多，必心下悸"的描述，最早记载了"心悸"病名。并且记载有心悸的治疗方法，如"心中悸而烦者，小建中汤主之"；"伤寒脉结代，心动悸，炙甘草汤主之"。其中炙甘草汤沿用至今，仍是治疗心悸的重要方剂之一。《小儿药证直诀·五脏所主》云："心主惊。实则叫哭发热，饮水而摇；虚则卧而悸动不安。"描述了小儿心悸的病机证候。

根据心悸的临床表现，本病包含西医学中各种原因引起的心律失常，如心动过速、期前收缩、阵发室上性心动过速、室性心动过速、心房纤维颤动、病态窦房结综合征、预激综合征等，常由先天性心脏病、风湿性心脏病、病毒性心肌炎、心包炎、心力衰竭等多种疾病引起。也有经检查未发现任何器质性心脏病者，则属于心脏神经官能症。凡临床以心悸为主要表现者，均可参考本病进行辨证治疗。

中医药认识心悸，应注重辨证与辨病结合。辨证根据患儿的发病经过、证候、舌象、脉象来分析判断心悸的中医证类，详辨心气、血、阴、阳之不足，知虚何处，细查邪气有无及轻重，如心脏亏虚、邪毒侵心、水饮凌心、心络瘀阻等，视标本缓急而治之。辨病是指利用西医学化验、检查手段，明确心悸的原因，鉴别诊断先天性心脏病、风湿性心脏病、病毒性心肌炎、心肌炎、心肌病、心力衰竭等器质性病变，以及甲状腺功能亢进症、自主神经功能紊乱等功能性疾病，了解心律失常的类型及危险性，必要时中西医结合药物治疗，先天性心脏病或风湿性心脏病等瓣膜病变者部分可以手术治疗，需防耽误病情或出现意外。

心悸患儿脉象往往有显著变化，小儿表达能力较差，常不能自诉心悸、惊慌、胸闷等症状。在临床发现小儿出现面色不佳、神倦乏力、汗出等表现时，要注意细查脉象了解有无心悸可能。小儿心悸在脉象上的变化或数，或脉律不整，或出现促、结、代之脉。脉象常又能反映病之寒热虚实，一般说来脉数为热为虚，脉迟为寒为阳虚；脉律不整，参伍不调者为气血两亏；脉疾及促、结、代者，提示心之真脏受损可能，如精神欠佳、面色苍白、汗出肢冷则提示病情较重，需进一步检查，明确其原因，以防漏诊，慎防变证。

诊查虚里在小儿尤其是婴幼儿心悸中有一定价值，有助于了解心悸之病性，特别是在医疗条件不足的时候。虚里即心尖冲动部位，属胃之大络。因人以胃气为本，虚里又是宗气会聚之处，故诊虚里的动势，有助于探察胃气和宗气的盛衰。正常情况下，虚里之动，当按之应手，动而不紧、缓而不急，起落有序。若按之动态微弱为不足，是宗气内虚；如果动而应衣为太过，是宗气外泄；若搏动过快，多为胸腹积热，邪气亢盛，或正气虚衰，虚阳外脱；若起落无序，则为脉律不整，心律不齐。

2. 证治有道

心悸以扶正祛邪，调理脏腑功能，调和阴阳气血为治疗原则。治疗要根据本虚标实的情况，分别选用益气、养血、滋阴、温阳、解毒、化饮、化瘀、通络、定惊等法，使心之功能调和，气血运行流畅。在辨证治疗的基础上，适当配合宁心安神法，可以加强疗效。此外，临证还须详问病史，根据主症、兼症，结合体格检查及有关辅助检查，明确引起心悸的原因，辨证与辨病相结合，提高疗效。

心悸之邪毒侵心证的辨证与治疗。本证多见于外感风热之邪，或脾胃感受湿热之邪，邪毒较盛，邪毒循经脉入侵心脉，内舍于心，损伤心体，继伤心用，心之体用失常而发病。视心体心用损伤之轻重不同，心悸轻重不一，以脉疾数为主，重者可兼见脉结代。临证需与发热、身体不适引起的脉疾数相鉴别，后者热退、解除身体不适，脉疾数即可恢复。本证证候常表现为心悸多喘，咳嗽，咽痛，喉核红肿，反复发热，或腹泻，汗多，乏力倦怠，脉数，或结、促、代，虚里搏动微弱或应衣，或起落无序。病机主要为外感风热毒邪，或感受湿热毒邪，内舍于心，心神不安而动悸。以心悸怔忡，伴咳嗽，咽红肿痛，发热，或腹泻、呕吐等热毒、湿热证候为辨证要点。针对其病机，治疗以清热解毒，宁心复脉为法。代表方为银翘散，临证时视具体兼夹情况而行加减。常用金银花、连翘疏风清热解毒；淡竹叶清热利湿；苦参、牛蒡子、桔梗、黄芩清热解毒，利咽消肿；淡豆豉、薄荷加强祛风散邪之力；芦根清热生津；太子参顾护正气；甘草调和诸药。因风热、热毒搏结于咽喉而发病者，可用清咽利膈散加减。加减法：咽喉肿痛较著者，加大青叶、山豆根、玄参、蒲公英清热解毒；咳嗽痰稠者，加杏仁、浙贝母、瓜蒌皮清肺化痰；盗汗自汗者，加麻黄根、浮小麦、牡蛎敛阴止汗；表证不著，心悸迁延者，加服生脉散益气养阴。湿热毒邪者，则用葛根黄芩黄连汤加味，常加滑石、苍术、苦参、薏苡仁、车前子清热利湿。

心悸水饮凌心证与心络瘀阻证的鉴别和辨证治疗。两者均属本虚标实证。水饮凌心证以阳虚水泛，水饮上犯心脉而见心悸、水肿、小便不利、眩晕、呕恶为特点。心络瘀阻证以心脉瘀阻，气血不畅而见心悸、胸闷痛、痛有定处、舌紫黯或有瘀斑为特点。临证可资以鉴别，但两证又常相互兼夹，常见于先天禀赋不足，心体异常，或邪毒侵心证治疗后，邪毒已衰，正虚邪恋，虚实夹杂。水饮凌心证以温振心阳、化气行水为治法。方用苓桂术甘汤加味。常重用桂枝温振心阳，化气利水；茯苓健脾渗湿利水；白术健脾助运；椒目、葶苈子利水消肿；甘草调和诸药。呕恶者，加半夏、陈皮降逆止呕；阳虚水泛，下肢浮肿者，加泽泻、猪苓、车前子等利水消肿；肾阳虚衰，不能制水，水气凌心，症见心悸喘咳，不能平卧，小便不利，浮肿较甚者，用真武汤；胸闷痛，痛处固定，夹瘀者，加丹参、郁金、三七活血化瘀。心络瘀阻证以活血化瘀、理气通络为治法，方用桃红四物汤加减。常用桃仁、红花活血化瘀；赤芍、川芎、生地黄、当归四物补血养血；延胡索、丹参活血止痛，香附、青皮行气。亦可选用血府逐瘀汤加减。加减法：阳虚寒凝致瘀者，加桂枝、附片、干姜温阳散寒；络脉痹阻，胸痹较甚者，加沉香、檀香、降香行气止痛；夹有痰浊，胸满痹痛者，加瓜蒌、薤白、半夏等宽胸散结。

心悸虚证的鉴别与辨证治疗。心悸虚证可分为心气不足、心阳不足、心血不足、心阴不足、心气阴两虚、心虚胆怯证等。心气不足证由于素体亏虚，或病损心气，心气不足，鼓动血脉无力而致，以心悸怔忡、动则尤甚、伴气虚证候为辨证要点。心阳不足证由久病体虚，气虚及阳，心阳不振，血液运行迟缓，心脉鼓动无力而悸动，以心悸不安、动则尤甚，伴形寒肢冷、面色苍白等虚寒证候为辨证要点。心血不足证，多由脾虚不运，化源不足，或失血致心血不足，心失所养，故悸动不安，以心悸怔忡、动则尤甚、不寐心烦，伴食少纳呆、神倦乏力等心血亏虚证候为辨证要点。心阴不足证由热病伤阴，肾阴不足，肾水不能上济心火，心火内动，扰动心神而致，以心悸不宁、烦躁，伴时有低热、颧红唇赤、少寐多汗等阴虚火旺证候为辨证要点。心虚胆怯证多见平素胆怯易惊小儿，骤遇惊恐，气机逆乱，心神不宁，惕惕悸动所致，以心悸、遇惊加重，伴善惊易恐、坐卧不安、多梦心胆亏虚证候为辨证要点。

心气不足证以益气养心、安神定悸为治法，常用四君子汤加味。心阳不足证以温补心阳、安神定悸为治法，常用黄芪建中汤加减。心血不足证以补血养心、益气定悸为治法，常用归脾汤加减。心阴不足证以滋阴降火、养心定悸为治法，常用加减复脉汤加味。气阴两虚证以益气养阴、宁心复脉为治法，常用炙甘草汤加减。心虚胆怯证以镇惊定志、养心安神为治法，常用安神定志丸加减。临证时患儿往往气虚、血虚、阴虚、阳虚、胆虚互相并存、相互兼夹，如可出现气血虚、气阴虚、气阳虚、气血两虚兼阳虚等等情况。故需细辨心之气血阴阳亏虚不同和轻重，各法参合使用。气血阴阳不足，常导致水饮、痰浊、瘀血内生，又需详察诸邪的有无轻重而祛除之。

临证接诊的心悸儿童中，以室性期前收缩为多，特别是频发性室性期前收缩，病程长，无合适的西药治疗，常以观察为主，导致儿童和家长的焦虑。临证时以补益心脾，宁心通络为治法，随证加减治疗，收效较好。介绍如下。

期前收缩，习称为早搏，是由心脏异位兴奋灶发放的冲动所致，为小儿时期最常见的心律失常，其中以室性期前收缩为多见。室性期前收缩的临床症状或轻或重，轻者可无不适，也可因心悸、胸闷、气促等表现影响患儿生活质量，严重者可发生恶性心律失常、心脏骤停等危及生命。复杂性室性期前收缩尤需引为重视，儿童多见于病毒感染"心肌损害"之后。室性期前收缩归属于中医学"心悸"范畴。近年来，由于多数抗心律失常药物的致心律失常作用，以及导管消融技术严格的适应证，限制了治疗方案的选择，中西医结合治疗室性期前收缩成为常用的选择。

室性期前收缩，主要由心电图检查诊断。引起小儿室性期前收缩的原因较多，西医学常根据病因分为器质性和功能性两种。器质性室性期前收缩见于各种心肌炎、心肌病，无论是急性期还是恢复期，都可出现期前收缩，亦可由全身疾病、药物中毒、缺氧、酸碱失衡、电解质紊乱、手术等引起；功能性可由疲劳、精神紧张、失眠、体位突然改变等因素引起。按 Lown 分为 6 级，再进而分为良性期前收缩和复杂性室性期前收缩，临床接诊者以后者为多。我们认为，小儿复杂性室性期前收缩的中医病理机制分心体损伤、心用损伤两类。心体损伤由邪毒内舍于心，损伤心之真脏，继而损伤心之气血阴阳，心失所养，心用亦受损伤，心主血脉功能失司，脉气不相顺接出现心悸，常伴有发热、胸闷、多汗、神疲等症状。心肌酶、心电图、心脏彩超等辅助检查常有异常发现，但除少数儿童符合"病毒性心肌炎"诊断外，多数因条件不足则被临床诊断为"心肌损害"，其中部分患儿主要表现为频发室性期前收缩伴室性二联律、三联律长期存在，即复杂性室性期前收缩。本病早期皆有心体损伤、心用失常，若后期仅有心电图检查异常，无其他理化阳性结果者则主要为心用失常，临证均可按"心悸"辨证论治。

早期邪毒侵心者，心体损伤为主，以清热解毒、宁心复脉为法，方以银翘散为代表方；后期邪毒已去，心用失常，我们认为心脾两虚、心神失养是其主要病机，心主血脉，心气血阴阳亏虚则心失所养，心神不宁，脾主运化，为气血生化之源，脾失健运则气血生化乏源，故治疗常以补益心气，健脾助运为基本治法，方选用四君子汤、炙甘草汤、黄芪建中汤、归脾汤等加减。方药常用生晒参为君，大补心脾之气，生晒参久用有性早熟之虞，因而常与党参交替使用。气虚甚者，酌加炙黄芪、黄精加强补气之功；"脾健贵在运"，常加入白术、苍术、茯苓、陈皮、焦山楂、炙鸡内金等药健脾助运、开胃消食以资化源。在补益心脾，助运开胃治本的基础上，又常加入宁心安神定悸之品以增加疗效，如远志、炒酸枣仁、石菖蒲、煅龙骨、煅牡蛎、磁石；"气为血之帅，血为气之母"，故常加入丹参、全当归、郁金养血活血通络。气损及阳，手足凉、面色苍白者，常加入桂枝、淡附片以温振心阳；兼阴虚表现者，常加麦冬、沙参养阴生津。在辨证论治的基础上，亦常随证加入具有抗心律失常的中药，如鹿衔草、苦参等以增强疗效。小儿形气未充，脏腑娇嫩，日常护养不慎，病程中又易受外邪侵袭引起外感疾病，影响气机运行、耗伤正气，导致病情反复，此时急则以祛邪为法，邪去再继予补益心脾，宁心通络治疗。

心悸的病程一般较长，小儿形气未充，脏腑娇嫩，天性好动，加之外出活动劳累、上学疲劳、气候变化等，病程中常出现外感疾病，如感冒、咳嗽，甚至肺炎喘嗽；小儿脾常虚，饮食常不能自节，病程中亦易出现积滞、呕吐、腹泻等疾病，阻滞气机，耗伤正气，导致病情反复。故在治疗过程中，每次就诊需细查正气的盛衰变化，邪气的有无、性质及轻重，急则治其标，祛邪为要；病情平稳好转时，宜守方治疗，根据季节、辨证情况适当调整用药。心悸疾病往往给儿童和家长造成较大的心理负担，需要注意儿童及家长的情志疏解，指导家长正确护养儿童，减少病程中的外感、脾胃等疾病发生，有利于早日康复。

现代中药药理研究发现不少单味中药有抗心律失常作用。例如，苦参味苦，性寒，功效清热燥湿，药理研究发现有抗心律失常的作用。鹿衔草味甘、苦，性温，功效祛风湿，强筋骨，药理研究发现对急性心肌缺血有保护作用、抗心律失常作用。其他如茵陈、黄连、黄芪、党参、白术、灵芝、五味子、瓜蒌、枳实、甘松、丹参、当归、郁金、川芎、赤芍等，现代药理研究均发现有抗心律失常作用。临床在辨证施治的基础上，适当选用此类药物加入，能够增强疗效。

第五章

健　忘

【概述】

健忘是指记忆力差，遇事善忘的一种病证，亦称"喜忘""善忘"。历代医家认为，本病多与心脾亏虚、肾精不足有关，亦有因气血逆乱、痰浊上扰所致。健忘与生性迟钝、天资不足者要加以区别。

早在《黄帝内经》对健忘病因病机已有较多相关论述，从瘀血、七情内伤、气血紊乱、脾虚四个方面进行了阐述，如《灵枢·本神》曰："肾盛怒而不止则伤志，志伤则喜忘其前言。"《医方集解·补养之剂》指出："人之精与志，皆藏于肾，肾精不足则肾气衰，不能上通于心，故迷惑善忘也。"指出本病由肾精虚衰所致。《三因极一病证方论·健忘证治》曰："脾主意与思，意者记所往事，思则兼心之所为也……今脾受病，则意舍不清，心神不宁，使人健忘，尽心力思量不来者是也。或曰：常常喜忘，故谓之健忘。"指出本病多由心脾不足所致。心主血，脾生血，思虑过度，劳伤心脾，则阴血暗损，心神失养；肾主精生髓，肾虚髓空，元神失养。气血逆乱，痰浊上扰亦可引起健忘，如《素问·调经论》说："血并于下，气并于上，乱而喜忘。"《丹溪心法·健忘》说："健忘，精神短少者多，亦有痰者。"

健忘以虚证居多，如思虑过度，阴血损耗，劳伤心脾，化生无源，心脑失养；或久病损伤精血，脑髓不充；或胎禀未充，气血不足，肾精亏虚，心脑失养均可导致健忘。实证则见于情志不遂，痰浊上蒙，瘀血阻窍。其病位在心脑，与脾肾关系密切。

西医学认为，健忘是神经衰弱、神经官能症、脑动脉硬化的常见症状。健忘是衰老的常见表现，随年龄增长到一定程度，智能、记忆力将会明显下降，这是人体功能生理性衰退的表现之一。健忘虽多见于老年，儿童亦可因各种原因如用脑过度，睡眠不足，以及大病、久病损伤五脏六腑，或胎禀不足，或外伤损伤脑府，或严重营养不良等而发病。

【病因病机】

记忆是一种精神活动，与心、脾、肾、脑髓功能密切相关。《类证治裁·健忘论治》云："心之神明，下通于肾，肾之精华，上升于脑，精能生气，气能生神，神定气清，自鲜遗忘之失。"本病病位在心、脾、肾、脑，病因多责之虚，虚则主要责之心、脾、肾的亏损，实则为主要为瘀血、痰浊。心脾肾功能不足，脑髓失充，痰瘀阻窍是健忘的主要病机。

1. 心虚健忘

禀赋不足，或病损气血，或思虑过度，耗伤精血，心之气血亏虚，心神失养，则心神不定，精神离散，耳目不聪，心智不利而健忘。

2. 脾虚失运

脾虚日久则化源不足。气不足则清阳不展，清窍失灵；血不足者，心无所奉，脑失濡养，皆可导致健忘。脾主运化，为生痰之源，脾虚失运，则内生痰浊，痰随气升，上蒙清窍则神昏健忘。

3. 肾虚髓空

肾精亏损，髓失化源，脑髓空虚，则元神失养而健忘。肾精亏虚，不能上济于心，心肾不交，亦可导致健忘。

4. 瘀血阻滞

气滞血瘀，瘀血阻滞，血脉不畅，心失所养可导致健忘。气滞血瘀，瘀血闭塞心窍；或瘀血阻滞脑络，皆可导致心神或脑府失养而健忘。

5. 痰浊蒙窍

思虑太过损伤脾胃，或饮食不节，恣食肥甘，可致脾失健运，痰浊内生，痰浊上扰，蒙闭心窍而心昧神昏；上犯于脑则元神不明，清窍不利而遇事善忘；痰湿壅阻中焦，清气不升，心脑失养亦可致健忘。

6. 其他

肺气不足，肺失通调水道，水停为痰；肝失疏泄，气滞血瘀；或外伤损伤脑络皆可成为健忘的原因。

记忆的形成起源于脏腑，脏腑功能的实现过程中，需要消耗气血津液等营养物质。因此，小儿健忘虽无体衰年老之因，但形气未充，脏腑娇嫩，大病、久病，气血大亏，损伤心神或脑府，或禀赋不足，脑髓失充亦可导致健忘。

【临床诊断】

1. 诊断要点

（1）记忆力差，记忆力减退，遇事善忘，与该年龄认知、记忆能力不符。

（2）认知、理解能力正常，对日常生活不会构成明显障碍。

（3）常有先天禀赋不足，或营养不良，或见于大病、久病之后。

2. 鉴别诊断

健忘与智能迟缓鉴别。两者均有记忆力差、减退。健忘认知、理解能力正常，一般不影响日常生活能力。智能迟缓记忆、认识、理解均低下，常同时有行为、精神异常，影响日常生活。

【辨证论治】

1. 辨证要点

（1）辨虚实：健忘伴神疲乏力，气短懒言，食少纳呆，头晕畏寒等，为虚证；伴胸闷，呕恶，头痛，心烦，急躁易怒者，为实证。

（2）辨脏腑：记忆力减退，易忘前事，伴精神疲倦、心悸不寐等，病位在心；记忆力减退，易忘前事，伴食少纳呆、腹胀腹痛、便溏等，病位在脾；健忘，伴精神萎靡、畏寒或生长发育迟缓等，病位在肾。

（3）辨兼夹：健忘伴头痛，神思欠敏，心悸，或有头部外伤史，夹瘀血；健忘，伴头晕、吐涎沫、腹胀脘闷、纳呆等，夹痰浊。

2. 治疗原则

健忘病机以虚为主，扶正是其主要治疗原则。调理脏腑，平衡阴阳，使脏气充足，心脑得养则能记忆。根据不同的病理机制，分别治以补心安神、健脾助运、补肾填精，若是属痰瘀阻滞者，当用豁痰开窍、活血通窍等法。脏腑久虚，功能失调，易生虚风、痰浊、瘀血、郁火、积滞诸邪，故在补虚的同时，需细察诸邪的有无，有则一并处治。临证各证兼夹、虚实夹杂者亦属常见，各法则当参合使用。

3. 证治分类

（1）心虚健忘

证候 记忆力减退，遇事善忘，心悸，易惊，怕事，失眠，精神不振，或气短懒言，舌质淡，苔薄白，脉细或细弱。

辨证 本证多见于久病或大病损伤正气，心之气血阴阳不足，心神失养所致。以健忘伴心悸、易惊、失眠为辨证要点。

治法 补心安神。

方药 天王补心丹加减。常用党参、茯苓益气宁心安神；酸枣仁补心安神；五味子味酸，收敛心气而安心神；柏子仁、远志养心安神；生地黄滋阴养血；玄参、天冬、麦冬滋阴清虚火；当归、丹参助以养血活血通络。

心气虚为主者，用生晒参大补心气，加黄芪增强补心气之功，酌减滋阴之品；兼脾虚加白术、益智仁、龙眼肉健脾安神；心悸甚者加龙骨、牡蛎安神定悸，敛心气；痰浊内扰者加石菖蒲、胆南星豁痰开窍；兼肾虚者加山茱萸、补骨脂补肾填精。

（2）脾虚失运

证候 记忆力差，遇事善忘，食少纳呆，神疲乏力，形体偏瘦，肌肉松软，或便溏腹胀，嗳气，易恶心呕吐，舌质淡，苔白，脉滑。

辨证 本证由脾胃虚弱较甚，长期运化无力，气血化生乏源，心脑失养所致。以健忘伴食少纳呆、便溏腹胀等脾虚证候为辨证要点。

治法 健脾助运。

方药 六君子汤加减。常用党参（人参）大补元气，健运脾胃；白术健脾燥湿助运；茯苓健脾渗湿；炙甘草健脾益气、调和诸药；陈皮理气和胃助运；半夏燥湿化痰；石菖蒲化痰开窍；远志祛痰开窍，安神益智。

眩晕者加天麻、竹茹祛风化痰；心悸、易惊者加枣仁、龙骨、牡蛎补益心气，宁心安神；兼肾虚者加山茱萸、补骨脂补肾填精；便溏、腹胀、嗳气者加苍术、藿香、厚朴以化湿导滞；食欲不振者加焦山楂、焦六神曲以消食助运。心脾两虚者，以归脾汤加减。

（3）肾虚髓空

证候 记忆力减退，遇事善忘，头晕耳鸣，精神疲倦，或发育落后，畏寒，手足不温，舌质淡，苔薄白，脉沉或脉细无力。

辨证　本证常见于胎禀不足，后天失养，或大病久病损伤肾精，肾精不足，脑海空虚而致。以健忘伴发育落后，或头晕耳鸣、畏寒肢冷为辨证要点。

治法　补肾填精。

方药　地黄饮子加减。常用熟地黄、山茱萸滋补肾阴；肉苁蓉、巴戟天温壮肾阳；附子、肉桂之辛热，以助温养下元；石斛、麦冬、五味子滋养肺肾之阴，金水相生，壮水以济火；石菖蒲、远志、茯苓合用，开窍化痰，安神定志；生姜、大枣和中调药。

食少纳呆者加白术、太子参、焦六神曲健脾助运；心悸失眠者加龙骨、牡蛎、枣仁安神定志；眩晕者加胆南星、天麻祛风豁痰；头痛者加三七、川芎活血化瘀止痛；健忘症重者可加紫河车、鹿角胶补肾填髓。

（4）痰浊蒙窍

证候　记忆力减退，遇事善忘，头晕，神思欠敏，喜静多寐，胸闷，食少纳呆，或喉中痰响，舌质淡，苔白，脉滑。

辨证　本证常有惊风、癫痫等病史，病损脑府，加之脾失健运，痰浊内生，上扰清窍而发病。以健忘伴头晕，神思不敏，胸闷食少为辨证要点。

治法　豁痰开窍。

方药　涤痰汤加减。常用党参（人参）补益心气；茯苓健脾渗湿；陈皮、半夏燥湿化痰；胆南星、竹茹清热豁痰开窍；枳实破痰利膈；石菖蒲、远志化痰开窍，益智安神；甘草调和诸药。

食少纳呆者，加苍术、鸡内金、焦山楂健脾消食；心悸易惊者，加龙骨、牡蛎、枣仁安神定志，敛心气；发育落后者，加熟地黄、山茱萸、补骨脂以补肾填精；头痛有瘀者，加川芎、三七活血化瘀。

（5）瘀血阻滞

证候　记忆力减退，遇事善忘，头痛，或心悸不宁，烦躁失眠，面色晦暗或无华，舌质暗紫，苔少，脉涩。

辨证　本证常有外伤史，或久病大病生瘀，瘀血上犯清窍所致。以健忘伴头痛，烦躁失眠，面色晦暗等瘀血阻滞证候为辨证要点。

治法　活血通窍。

方药　通窍活血汤加减。常用麝香芳香走窜，开通诸窍，和血通络；赤芍、川芎行血活血化瘀；桃仁、红花活血化瘀，通经络；大葱、生姜通阳；大枣调和诸药。

麝香难求者，重用白芷、石菖蒲，或九香虫代替；气血虚弱者，加黄精、黄芪、当归补益气血；肾虚或发育落后者，加熟地黄、山茱萸、补骨脂以补肾填精；食少纳呆者，加党参、白术、山楂健脾助运。

【其他疗法】

1. 中药成药

（1）人参健脾丸：每丸 9g。每服 4.5g，1 日 2 次。用于心虚健忘偏气虚者。

（2）天王补心丸：每丸 9g。每服 4.5g，1 日 3 次。用于心虚健忘气阴两虚者。

（3）杞菊地黄丸：每瓶 200 丸。每服 4 丸，1 日 3 次。用于肾虚髓空证。

（4）血府逐瘀口服液：每支 10mL。每服 5～10mL，1 日 2 次。用于瘀血阻滞证。

2. 针灸疗法

主穴：神门、内关、通里。心脾两虚配足三里、脾俞；痰迷心窍配劳宫、丰隆；心肾不交配三阴交、心俞；肾虚髓空配肾俞、肝俞；瘀血阻滞配风池。

一般用平补平泻法，中度刺激。头痛加太阳、合谷、百会；腹痛加足三里、丰隆；痰多加天突、照海；腹泻加足三里、中脘；纳差加中脘、气海；心悸加心俞、肝俞；耳鸣加听会、关元。

【防护康复】

1. 预防

（1）加强孕母保健，优生优育，慎防早产、难产、产伤。

（2）积极治疗惊风、癫痫等疾病，防止损伤脑府。

（3）大病、久病后及时调理，促进早日康复。

（4）防外伤，特别是脑部外伤。

2. 调护

（1）家长及老师要关心体谅患儿，对其进步及时给予表扬和鼓励。

（2）防止过度紧张、劳累、惊吓，安排好作息、睡眠，避免学习压力过大。

3.康复

（1）保持良好的心态和情绪。

（2）合理科学用脑，适当减负。

（3）适当而充足的睡眠。

【审思心得】

1.循经论理

健忘是指记忆力减退，遇事善忘的一种病证，属神志病的范畴，与五脏虚损、情志失调、痰浊瘀血阻窍等有密切关系，临床病情多迁延难愈，偶有进行性加重发展为痴呆。

西医学认为健忘与衰老关系密切，随年龄增长到一定程度，智能、记忆力将会明显下降，这是人体功能生理性衰退的表现之一。然而，此病虽多见于老年，但儿童亦可因大病、久病严重损伤五脏六腑，或用脑过度，或胎禀不足，或严重营养不良，或外伤损伤脑府等而发病，因此需要进行早期识别和干预。

《黄帝内经》有"善忘""喜忘"等病名，这是健忘最早出现的相关记载。最早提出"健忘"病名的是《太平圣惠方·补心益智及治健忘诸方》，其曰："夫心者，精神之本，意智之根，常欲清虚，不欲昏昧，昏昧则气浊，气浊则神乱，心神乱则气血不荣。气血俱虚，精神离散，恒多忧虑，耳目不聪，故令心智不利而健忘也。"其后历代医家均以"健忘"作为病名，并沿用至今。陈言《三因极一病证方论·健忘证治》首次对健忘的内涵进行了概括，其曰："今脾受病，则意舍不清，心神不宁，使人健忘，尽心力思量不来者是也。或曰：常常喜忘，故谓之健忘。"《医学集成·健忘》曰："健忘者，陡然而忘其事也，年老由精枯髓涸，年少由思虑劳心，宜养心肾培脾土，和气血，安神定志。"《本草备要·辛夷》曰："人之记性，皆在脑中。小儿善忘者，脑未满也。老人健忘者，脑渐空也。"指出小儿亦有健忘之病证。

健忘可分为生理性健忘、功能性健忘和病理性健忘。生理性健忘包括由禀赋资质差异及老年增龄自然衰老引起的记忆力下降。功能性健忘多由于过度疲劳，精神、学习压力太大导致记忆力下降，可见于学龄儿童。病理性健忘多由颅脑疾病如脑肿瘤、脑炎、脑外伤造成记忆力减退，或某些严重疾病，如内分泌障碍、营养不良、慢性中毒等损伤大脑而造成健忘。儿童病理性健忘并非罕见。儿童脑的代偿功能较强，脑损伤后应抓紧进行中药、针灸、康复等综合治疗，促进脑功能的康复，防止或减少后遗症的发生。

小儿健忘属少见病，以记忆力差，记忆力减退，遇事善忘，与本身年龄认知、记忆能力不符，但认知、理解能力正常，对日常生活不会构成明显障碍。本病常有先天禀赋不足，或见于大病、久病之后，时下更有不少由于学习压力过大、用脑过度、休息不足引起者。小儿健忘一般为暂时性，经积极调养、治疗，如无先天痼疾或严重脑府损伤，大多可以恢复。

需要提出的是，正常儿童智能发育水平有一定差异。目前国际通用的智力商数（IQ）测定，结果在（100±20）80～120均属于正常范围。智力由3种能力组成：短期记忆力、推理能力和语言能力。因此，不能认为自己的孩子记忆力不如同班同学就是健忘，只要在正常范围内就不应当滥施补益。

健忘的病因病机可分虚实两类，以虚为主。心主神，各种因素损伤心之气血阴阳，心主神明功能失司，均可导致健忘。《圣济总录·心健忘》云："论曰：健忘之病，本于心虚，血气衰少，精神昏愦，故志动乱而多忘也。盖心者，君主之官，神明出焉。苟为怵惕思虑所伤，或愁忧过损，惊惧失志，皆致是疾。故曰愁忧思虑则伤心，心伤则喜忘。"脾虚也是健忘的主要因素之一，脾主运化，脾虚不运，气血化源不足，且脾虚日久又可导致子病及母，子耗母气，使心之气血不充。脾主意与思，心亦主思。思虑过度，损伤心脾，二脏受损，不能发挥正常功能，则脾虚意舍不精，心虚神宫失职，致人健忘。肾虚、心肾不交也是健忘的重要原因之一。陈士铎《辨证录·健忘门》云："夫心肾交而智慧生，心肾离而智慧失，人之聪明非生于心肾，而生于心肾之交也。"肾精不足，脑髓空虚亦是健忘的原因。《类证治裁·健忘论治》云："脑为元神之府，精髓之海，实证性所凭也……故治健忘者，必交其心肾，使心之神明，下通于肾，肾之精华，上升于脑。精能生气，气能生神，神定气清，自鲜遗忘之失。"

健忘实者以痰浊、瘀血为主，痰瘀阻窍也是健忘的重要因素。痰浊瘀血是机体脏腑功能失司，代谢过程的病理产物，为病证之标，但又可以成为病因而加重病情。

脏腑功能不足，痰浊内生，上蒙清窍，或气滞血瘀，阻滞脑络，则元神之府失司而健忘。故健忘发病主要责之心脾肾三脏功能失调，以及在脏腑功能失调基础上产生痰浊、瘀血病理产物，加重脏腑功能失调。健忘临证以虚为主，可兼夹痰瘀。现代对健忘的认识，除对传统病因的脏腑虚损、痰浊、瘀血进行更深入研究外，还认识到许多新的致病因素，如外伤、中毒、颅脑手术、药物等。

小儿健忘多属虚证。虚者以心脾肾虚为主，涉及肺肝；实者以痰浊、瘀血阻窍为主。临证需细察各脏腑功能，知虚所处。心虚者多伴心悸，易惊，寐不安，或气短，闷闷不乐等证候；脾虚者多伴食少纳呆，腹胀，神疲乏力，或腹痛喜按，便溏，面色无华等证候；肾虚者多伴发育落后，畏寒，夜尿多、清长，或动则易喘，面色淡白等证候。痰浊蒙窍者伴头晕，喜静发呆，不思饮食，脘闷，口多痰涎等证候；瘀血阻滞者伴头痛，头晕，精神不振，面唇紫暗等证候。各证又可兼夹出现。

2. 证治有道

小儿健忘治疗原则以补虚为主。临证时细辨其虚于何处，分别予补心、健脾、滋肾等法，细察其兼夹之邪，治以豁痰、化瘀通络、化积导滞等法。治疗的疗程往往较长，取效后宜守方治疗。

健忘心虚健忘证的辨证与治疗。心主神志，心之气血阴阳虚弱，则心主神志功能失职，心神乱，心智不利而健忘。心神失养则心悸、易惊，气血不足则精神不振、气短懒言。症见记忆力减退，遇事善忘，心悸，易惊，怕事，失眠，精神不振，或气短懒言，舌质淡，苔薄白，脉细或细弱。本证以健忘伴心悸、易惊、失眠、精神不振、脉细或细弱为主要特征。治宜补心安神。心之气血阴阳充足，则神清智明。方用天王补心丹加减。天王补心丹出自《世医得效方》，由生地黄、党参（人参）、玄参、天冬、麦冬、丹参、当归、党参、茯苓、石菖蒲、远志、五味子、酸枣仁、柏子仁、朱砂及桔梗组成。常用党参（人参）、茯苓益气宁心，酸枣仁、五味子酸以收敛心气而安心神，柏子仁、远志养心安神，生地黄滋阴养血，玄参、天冬、麦冬滋阴清虚火，丹参、当归助以补血、养血。本方兼顾心之气血、阴分，侧重于阴血分，临证根据心之气血阴阳偏盛偏衰进行调整加减。心气虚较重者，方中党参用人参，加黄芪加强补益元气；心悸甚者加龙骨、牡蛎安神敛心；痰浊内扰者加石菖蒲、胆南星豁痰开窍；兼肾虚者加山茱萸、补骨脂补肾；朱砂一般不用，如果患儿有惊悸、失眠可以用磁石。心脾两虚者，可用归脾汤为主方加减。

健忘脾虚失运证的辨证与治疗。脾主思与意，意为追忆往事，思为思虑、思考，思为心脾共主。脾胃为后天之本，气血生化之源，脾虚则化源不足，又常累及于心，致思意功能不能正常发挥，令人健忘。又脾失健运，升清降浊功能失司，清气不升，则脑府失养，浊气不降则痰浊易扰清窍而健忘。症见记忆力差，遇事善忘，食少纳呆，神疲乏力，肌肉松软，或便溏腹胀，嗳气，易恶心呕吐，舌质淡，苔白，脉滑。本证多见于疳积、大病久病后，脾胃大伤，气血化源匮乏所致。以健忘伴食少纳呆，神疲乏力，腹胀，便溏，腹泻为特征。针对其脾虚不运，生化乏源的病机，治宜健脾助运为法。方用六君子汤加减。常用党参（人参）大补元气，健运脾胃，轻者可用党参，重者宜用人参；白术健脾燥湿助运，苔腻者改用苍术；茯苓健脾渗湿；炙甘草健脾益气、调和诸药；陈皮理气和胃助运；半夏燥湿化痰；石菖蒲化痰开窍；远志祛痰开窍，安神益智。眩晕者加天麻、竹茹祛风化痰；心悸、易惊者加酸枣仁、龙骨、牡蛎补益心气，宁心安神；兼肾虚者加山茱萸、补骨脂补肾；便溏、腹胀、嗳气者加苍术、藿香、厚朴以理气化湿；脾胃虚寒者加干姜、附子温壮脾阳。

健忘肾虚髓空证的辨证与治疗。《本草备要·辛夷》说："小儿善忘者，脑未满也。"指出脑髓未满是小儿善忘的基本原因。肾藏精，主骨生髓，髓充脑，脑为髓海。《类证治裁》云："脑为元神之府，精髓之海，实证性所凭也。"故肾虚可致髓的生成不足，脑海充养不足而出现健忘。肾水不足，心肾不交可致忘。陈士铎《辨证录·健忘门》认为："肾水资于心，则智慧生生不息，心火资于肾，则智慧亦生生无穷……两不相交，则势必至于两相忘矣。"肾虚，心肾不交也是健忘的重要原因。本证证候以记忆力减退，遇事善忘，头晕耳鸣，精神疲倦，或发育落后，畏寒，手足不温，舌质淡，苔薄白，脉沉或脉细无力为特点，常见于胎禀不足，后天失养，或大病久病损伤肾精。针对其肾虚生髓失司，不能充养脑海的病机，治宜补肾填精生髓为法。方用地黄饮子加减。常用熟地黄、山茱萸滋补肾阴；肉苁蓉、巴戟天温壮肾阳；附子、肉桂之辛热，以助温养下元；石斛、麦冬、五味子滋养肺肾之阴，金水相生，壮水以济火，石菖蒲、远志、茯苓合用，开窍化痰，安神定志，生姜、大枣和中调药。临证时根据肾之气、阴阳的偏盛偏衰而用药各有侧重。食少纳呆者加白术、党参健脾助运；心悸失眠者加龙骨、牡蛎、枣仁安神定志；眩晕者加胆南星、天麻祛风豁痰；头痛者加三七、川芎活血化瘀止痛。心肾不交见心烦，寐不安，心悸，多动，口干，手足心热等证候者，去附子、肉桂，生地黄易熟地黄，加玄参、麦冬、黄连，滋肾阴以上济心火。脑髓不充重症需要用血肉有情之品以填精补髓，药如紫河车、龟甲胶、鹿角胶等。

唐·孙思邈《备急千金要方·好忘》有孔圣枕中丹，由龟甲、龙骨、远志、石菖蒲组成，认为"常服令人大聪"。宋代《太平圣惠方》称为"孔子大圣智补心虚健忘助神枕中方"；明·吴昆《医方考·孔子大圣枕中方》指出宜读书人服用，"学问易忘，此方与之，令人聪明"。其中龟甲功能滋阴潜阳、补心养血；龙骨功能平肝潜阳、镇静安神。二者一阴一阳，均属血肉有情之品，滋阴潜阳功胜。菖蒲化痰开窍、醒神益智，远志安神益智、交通心肾。全方兼以滋阴养血，补心平肝，化痰开窍，交通心肾，被认为是益智聪明治疗健忘的祖方，与益气、滋阴、补肾、养心的药物配合，可以用于各种虚证健忘。

健忘痰浊蒙窍证的辨证与治疗。小儿肺脾肾常不足，水湿不化，痰浊内生，或者热病炼液生痰，痰迷心包，清窍被蒙，可致健忘。《世医得效方·大方脉杂医科》说："痰迷心包，健忘失事，言语如凝。"朱丹溪亦云："健忘，精神短少者多，亦有痰者。"症见记忆力减退，遇事善忘，头晕，神思欠敏，喜静多寐，胸闷，食少纳呆，或喉中痰响，舌质淡，苔白腻，脉滑。本证常有惊风、癫痫等病史，加之脾失健运，痰浊内生，上扰清窍而发病。以健忘伴痰浊内盛，脾失健运为辨证要点。针对其痰浊蒙窍的病机，治宜豁痰开窍。方用涤痰汤加减。涤痰汤方出《奇效良方·卷一》，主治中风，痰迷心窍，舌强不能言。常用半夏、陈皮燥湿化痰；石菖蒲、远志化痰开窍，益智安神；胆南星、竹茹清热豁痰开窍；枳实破痰利膈；党参（人参）补益心气；茯苓健脾渗湿；甘草调和诸药。食少纳呆者加白术、鸡内金、焦山楂健脾消食；发育落后者加熟地黄、山茱萸、补骨脂以补肾填精；心悸易惊者加龙骨、牡蛎、枣仁安神定志，敛心气；头痛有瘀者加川芎、三七活血化瘀。

健忘瘀血阻滞证的辨证与治疗。陈修园《伤寒论浅注·辨阳明病脉证篇》云："心主血，瘀血久停于下而不得上，则心气虚，故令善忘。"瘀血阻滞，血脉不畅，心失所养，或内扰心神可导致健忘。又气滞血瘀，瘀血阻滞脑络，脑府失养而致健忘。症见记忆力减退，遇事善忘，头痛，或心悸不宁，烦躁失眠，面色晦暗或无华，舌质暗紫，苔少，脉涩。本证常见外伤史后，特别是头部外伤史、手术史，以健忘伴头痛，烦躁失眠，面色晦暗等瘀血阻滞证候为辨证要点。针对其瘀血阻滞脑络、血脉的病机，治宜活血通窍。方用通窍活血汤加减。通窍活血汤出自王清任之《医林改错》。常用麝香芳香走窜，开通诸窍，和血通络；赤芍、川芎行血活血化瘀；桃仁、红花活血化瘀，通经络；大葱、生姜通阳；大枣调和诸药。麝香辛香走窜活血通经，开窍醒脑之力强，所以有"通窍全凭好麝香"之说，常用量 0.03～0.05g，另冲服。但本品物稀难求，现代已有人工合成之麝香酮认为可以代用，或可重用白芷、石菖蒲或九香虫代替。气血虚弱者加党参、黄芪、当归补益气血；肾虚或发育落后者加熟地黄、山茱萸、补骨脂以补肾填精；食少纳呆加党参、白术、山楂健脾助运。

在辨证论治的基础上，辨病使用具有益智健脑开窍功效的中药，可以增强疗效。如石菖蒲，味辛、苦，性温，归心、胃经，功效开窍豁痰、醒神益智、化湿开胃。在治疗健忘处方中，多取其开心窍、祛痰浊、醒神志的作用。本品是祛痰开窍的常用药物，常与远志、党参（人参）、茯神等配伍。现代药理研究证实，石菖蒲对中枢神经系统有重要的影响，可以改善学习、记忆能力，有解郁的功效。天麻，味甘、辛，性平，归肝经，功效息风止痉、平抑肝阳、祛风通络。除平肝息风、祛风通络之功效外，尚有补益、开窍之功。《日华子本草》谓："补五劳七伤……通血脉，开窍，服食无忌。"现代药理研究发现天麻有增强耐力、智力作用。远志，味辛、苦，性微温，归心、肺、肾经，功效宁心安神、祛痰开窍、解毒消肿。《神农本草经》云：味苦，温。主治咳逆伤中，补不足，除邪气，利九窍，益智慧，耳目聪明，不忘，强志，倍力。历代本草均认为远志有益智、增强记忆力的作用。山茱萸，味酸，性温，归肝、肾经，功效补益肝肾、收敛固涩。除补肾填精作用外，现代药理研究发现有增强记忆力的作用。《神农本草经》中记载治健忘、益智慧、强志、不忘的药物还有党参（人参）、杜仲、灵芝、龙胆、鹿茸、蜂蜜、淫羊藿、巴戟天、通草、胡麻等，临证时在辨证的基础上选用上述药物，可以提高疗效。

第六章

多寐

【概述】

多寐是不分昼夜，时时欲睡，呼之能醒，醒后又复睡为主要特征的病证。又称多睡、嗜睡、多卧、嗜卧、嗜眠。本病轻者昏昏欲睡，重者无分场合倒头沉睡，其睡眠总时间显著超过该年龄段儿童生理性睡眠时间。小儿劳累或饱食后出现短暂的困倦嗜睡，或因个体差异睡眠时间较同龄儿童偏多等情况，不属于多寐病证范畴。

早在《黄帝内经》里就有丰富的关于睡眠的生理病理论述。《黄帝内经》认为人体睡眠现象和阴阳二气消长有关，阳气旺盛阶段头脑清醒为寤，阴气充盛阶段则头脑休息而入寐。《灵枢·口问》云："阳气尽，阴气盛，则目瞑；阴气尽而阳气盛，则寤矣。"叙述了睡眠的基本生理。《灵枢·大惑论》说："阳气尽则卧，阴气尽则寤……留于阴也久，其气不清，则欲瞑，故多卧矣。"明确指出阳气受阻，久留于阴，是造成多寐的主要病机。后世历代医家对睡眠的生理病理观，都是由《黄帝内经》的基础上发展而来。宋·王怀隐等《太平圣惠方·治胆热多睡诸方》提出"多睡"病名，清·沈金鳌《杂病源流犀烛·不寐多寐源流》提出"多寐"病名，他们并分别认为本病病机为"积热不除，肝胆气实"和"湿胜……脾气弱不胜食气"，清代何梦瑶《医碥》则认为多寐可由热邪引起。

睡眠是人体正常生理现象，可以解除疲劳，增强自身抵抗力，促进儿童的正常生长发育，使人体得到充分的休息，睡眠对于保护儿童心理健康与维护儿童正常心理活动极其重要。但睡眠时间过长则属于病态。

小儿多寐，多属于西医学的发作性睡病、神经官能症。中风、中毒、严重脏器病变等引起的脑功能障碍，亦可出现多寐，不在本章论述范畴，临证应注意鉴别，及时明确诊断，以免延误治疗。

【病因病机】

《灵枢·寒热病》说："阳气盛则瞋目，阴气盛则瞑目。"指出卫气主要通过阴阳跷脉而散布于全身，卫气行于阳则阳跷脉盛，主目张而不欲睡；行于阴则阴跷脉盛，主目闭而欲睡。故阳盛阴虚者少寐，阳虚阴盛者多寐，或病后体弱，精神未复，或脏腑亏虚，脑失充养，及邪浊弥漫，清阳被困而多寐。

1. 脾虚湿困

思虑过度或饮食失调，损伤脾胃，脾虚失运，湿邪内生，蒙蔽清阳，或湿邪久郁化热，湿热困脾，清阳不升，脑失充养而多寐。

2. 痰蒙清窍

久居湿地，感受外湿；过食生冷，寒湿内留；脾虚失运，痰浊内生。痰浊为阴邪，其随气机上蒙清窍，脑失清明而多寐。

3. 阳气虚弱

人体阳气温养五脏六腑，是脏腑功能的动力，阳气虚弱，水液代谢失调，水饮痰湿内生，导致脏腑失养，且阳气不足，不能鼓舞振奋精神而多寐。

4. 髓海不足

脑髓乃是肾中精气化生，精气的盛衰影响着脑髓的充盈。脑为髓海，亦是元神之府，髓聚于脑，髓海的充盛取决于肾精的充足。如果肾精亏乏，则髓海不足，元神失养而多寐。

5. 胆热痰扰

素食肥甘厚腻，可致积滞内生，郁而化热，湿热阻滞中焦，熏蒸肝胆，肝失疏泄，胆失清净，则胆热上扰清窍，精神昏愦而多寐。

6. 瘀阻脑窍

肝郁气滞，气滞血瘀，或气虚无力鼓动而致瘀，或跌仆损伤，瘀血阻络，阻遏气机，脑府失养则多寐。

7. 脾虚肝旺

脾虚失运，痰浊内生，肝气郁结，郁而化火，肝失疏泄，痰湿随肝风上扰清窍则多寐。

由此可见，小儿多寐有虚实之分，虚者多责之心脾肾不足，阳气亏虚；实者责之湿困清阳，阴邪弥漫，肝胆湿热，痰浊蒙窍，瘀血阻窍。

【临床诊断】

1. 诊断要点

（1）不论昼夜，过度嗜睡，甚至不分场合、地点便睡，几乎每天发生。每日睡眠时间显著超过该年龄段正常儿童。

（2）可无猝倒发作，或有可疑、不典型、典型的猝倒发作。

（3）可伴有睡眠瘫痪、入睡前幻觉、失眠、梦多、梦惊等表现。

（4）过度嗜睡难以通过其他睡眠障碍、精神神经疾病、药物滥用或依赖来解释。

（5）排除急危重症引起的嗜睡，如中风、中毒、温病热入血分等病证。

2. 鉴别诊断

（1）癫痫失神发作：表现以意识障碍为主，常突然意识丧失，呆立不动，或突然终止正在进行的动作，如持物掉落，不能继续原来的动作，一般为时短暂，历经数秒即可清醒，脑电图可资鉴别。

（2）晕厥：多有突然感到头昏、恍惚、视物模糊或两眼发黑、四肢无力等先兆，随之意识丧失，摔倒在地，数秒钟至数分钟内即恢复如常，起立行走，有的患者半小时以内可有全身乏力感。无持续、反复的嗜睡，可资鉴别。

（3）阻塞性呼吸暂停综合征：也可表现白天嗜睡，睡眠发作后有短时的精神显著增加的特点，伴随鼾症、睡眠呼吸暂停等表现，睡眠监测可资鉴别。

【辨证论治】

1. 辨证要点

（1）辨阴阳：神疲欲寐，畏寒倦卧，肢体困重，面白，喜静不喜动者，属阴证；多动烦闹，注意力不集中，卧中多梦，梦中叫闹，面红，醒时好动难静者属阳证。

（2）辨脏腑：在心者，主动性不足，注意力不集中，做事有头无尾，梦多；在脾者，身体困重，形体肥胖，食少纳呆，舌苔厚腻；在肾者畏寒肢冷，时时欲寐，小便清长，舌淡胖；在胆者，烦躁不宁，胆小易惊，口苦，多梦；在脑者，头晕头痛，或头重如裹。

（3）辨邪气性质：湿邪为患者，形体肥胖，头晕，身体困重，神疲，纳呆，苔白、白腻、白滑；痰蒙清窍者，胸闷，倦怠嗜睡，头重如裹，或头昏脑胀，苔腻，脉滑；阳虚者，畏寒肢冷，嗜卧少神，小便清长；瘀血阻窍者，头晕头痛，刺痛，痛有定处，日久不愈，面色晦暗；胆热者，烦躁不宁，口苦，多梦，脉弦。

2. 治疗原则

本病以调和阴阳，调理脏腑，醒神开窍为治疗原则。病多属虚证，但湿困、痰蒙、瘀阻者亦非少见，或者本虚标实兼有，主要涉及心、脾、肾、胆和脑等脏腑。脾虚湿困者，治以健脾化湿，醒神开窍；阳气虚弱者，治以温振阳气，醒神开窍；髓海不足者，治以补肾填精，醒神开窍；胆热痰扰者，治以清胆化痰，醒神开窍；痰蒙清窍者，治以豁痰开窍，醒神振阳；瘀血阻窍者，治以活血化瘀，醒神开窍；脾虚肝旺者，健脾平肝，醒神开窍。病程中往往虚实夹杂，临证时各法可参合应用。小儿脏腑娇嫩，易虚易实，治疗时又需注意祛邪勿伤正气。

3. 证治分类

（1）脾虚湿困

证候　嗜睡，食后更甚，肢体困重，神倦乏力，脘闷，呕恶纳呆，大便稀溏，或形体肥胖，舌淡胖，边有齿印，苔白厚或腻，脉濡缓。

辨证　本证由脾虚失运，湿浊内生，湿胜困脾，气机升降不利，清窍失养所致。以嗜睡，食后更甚，伴肢体困重、神倦、便溏、形体肥胖等脾虚湿盛证候为辨证要点。

治法　健脾化湿，醒神开窍。

方药　六君子汤加减。常用党参（人参）补益心脾之气，健运脾胃；白术健脾燥湿助运；茯苓健脾渗湿；炙甘草健脾益气、调和诸药；陈皮理气和胃助运；半夏燥湿化痰；桂枝振奋阳气；石菖蒲醒神开窍。

湿盛者，加苍术、藿香芳香化湿；小便不利者，加车前子、泽泻、猪苓利水化湿；寒湿困脾者，加干姜、白豆蔻散寒醒脾；湿郁化热者，加茵陈、黄芩、青蒿清热化湿；食少纳呆，夹积滞者，加焦六神曲、焦山楂、麦芽消积化滞。

（2）阳气虚弱

证候　嗜睡少神，天冷更甚，精神倦怠，畏寒肢冷，流涎，面白唇淡，小便清长，舌淡胖，苔白滑，脉弱。

辨证 本证由禀赋不足，或过食生冷寒凉之品，损伤阳气，或病伤阳气，阳气亏虚，阳虚而阴盛致多寐。以嗜睡，天冷更甚，伴畏寒肢冷，流涎，面白，小便清长，舌淡胖等阳虚证候为辨证要点。

治法 温振阳气，醒神开窍。

方药 附子理中丸加减。常用附子温阳祛寒；干姜温运中焦阳气；党参健脾益气；白术健脾燥湿；炙甘草补中益气，调和诸药；肉桂补火助阳；石菖蒲化痰，醒神开窍。

呕恶者加半夏、砂仁降逆止呕；流涎者加益智仁、乌药固摄止涎；湿盛者加苍术、藿香芳香化湿。

（3）髓海不足

证候 嗜睡，头晕欲寐，神思不敏，记忆力差，健忘，耳鸣，或发育迟缓，肢软无力，舌淡，苔白，脉弱。

辨证 本证由禀赋不足，或久病损伤肾气，肾虚不能化精，脑海空虚所致。以嗜睡，伴健忘，发育迟缓，神思不敏，耳鸣等肾虚髓海不足证候为辨证要点。

治法 填精补髓，醒神开窍。

方药 左归丸加减。常用熟地黄滋肾益精；枸杞子补益肝肾；龟甲胶、鹿角胶二胶为血肉有情之品，峻补精髓；菟丝子补益肝肾；山茱萸补益肝肾，涩精；山药益阴补脾，滋肾固精；牛膝益肝肾，强腰膝，健筋骨，石菖蒲醒神开窍，辟浊。

湿盛者，加苍术、藿香芳香化湿；阳虚者，加附子、干姜温振阳气；食少纳呆者，加白术、党参健脾益气。

（4）痰蒙清窍

证候 嗜睡，神困乏力，头重如裹，或头昏胀痛，喜静不思动，呕恶，纳呆，胸闷，舌淡，苔白，脉滑。

辨证 本证由脾虚失运，或阳虚水湿不化，痰浊内盛，上犯清窍，脑窍受蒙所致。以嗜睡，伴头重如裹，眩晕，头胀痛，喜静，呕恶，胸闷等痰蒙清窍证候为辨证要点。

治法 涤痰降浊，醒神开窍。

方药 涤痰汤加减。常用党参（人参）补益心气；茯苓健脾渗湿；陈皮、半夏燥湿化痰；胆南星、浙贝母清热豁痰开窍；枳实破痰利膈；石菖蒲辟浊化痰，醒神开窍；白术健脾燥湿；甘草调和诸药。

湿盛者，加苍术、藿香芳香化湿；头晕头痛甚者，加川芎、白芷祛风止痛；阳虚者，加附子、干姜温振阳气。

（5）胆热痰扰

证候　嗜睡，口苦，精神昏愦，胸膈不利，胆小怕事，心烦，头晕，目眩，胸胁胀闷，小便黄，舌质红，苔黄腻，脉弦。

辨证　本证由中焦湿热，熏蒸肝胆，胸胁气机不利，胆失决断，痰浊随肝气上犯清窍所致。以嗜睡，伴心烦，胆小怕事，口苦，易怒，脉弦等证候为辨证要点。

治法　清胆化痰，醒神开窍。

方药　蒿芩清胆汤加减。常用青蒿清透少阳邪热；黄芩善清胆热，并能燥湿；两药合用，既能清透少阳湿热，又能祛邪外出；竹茹善清胆胃之热，化痰止呕；枳壳下气宽中，除痰消痞；半夏燥湿化痰，和胃降逆；陈皮理气化痰。赤茯苓、滑石、甘草清热利湿，导邪从小便而出；石菖蒲辟浊化痰，醒神开窍。

湿盛者，加苍术、佩兰芳香化湿；头晕头痛甚者，加川芎、白芷祛风止痛；肝胆火旺者，加栀子、白芍泻肝柔肝。

（6）瘀阻脑窍

证候　嗜睡，头晕头痛，刺痛，痛有定处，日久不愈，面色晦暗，舌质暗紫，苔少，脉涩。

辨证　本证由肝气郁结，气滞血瘀或外伤生瘀，瘀血阻滞脑府经络所致。以嗜睡伴头痛、刺痛、痛有定处、面色晦暗等血瘀证候为辨证要点。

治法　活血化瘀，醒神开窍。

方药　通窍活血汤加减。常用麝香芳香走窜，开通诸窍，和血通络；赤芍、川芎行血活血化瘀；桃仁、红花活血化瘀，通经络；大葱、生姜通阳；大枣调和诸药，石菖蒲辟浊化痰，醒神开窍。

麝香难求者，重用白芷、石菖蒲，或九香虫代替；气血虚弱者，加党参、黄芪、当归补益气血；湿盛者，加苍术、藿香芳香化湿；痰瘀互结者，加胆南星、白芥子化痰。

（7）脾虚肝旺

证候　嗜睡，心烦，急躁易怒，口苦，胸闷，食少纳呆，腹胀满，少气懒言，舌质淡红，苔薄白或黄，脉弦细。

辨证　本证由脾虚痰浊内生，情志不畅，肝郁化火，痰浊随肝火上扰清窍所致。以嗜睡伴烦躁易怒，口苦，纳呆，腹胀等肝旺脾虚证候为辨证要点。

治法　健脾平肝，醒神开窍。

方药　逍遥散加减。常用柴胡疏肝解郁；白芍滋阴柔肝；当归养血活血；白术、茯苓、甘草健脾益气；薄荷疏肝散郁热；钩藤清肝热；石菖蒲辟浊化痰，醒神开窍；枳实消积化痰。

肝火盛者，加牡丹皮、栀子清肝泻火；湿盛者，加苍术、藿香芳香化湿；湿热重者，黄芩、滑石清热利湿；气虚甚者，加党参、黄芪补脾益气；睡不安稳、易惊者，加竹茹、远志化痰安神。

【其他疗法】

1. 中药成药

（1）藿香正气口服液：每支10mL。每服＜3岁5mL、＞3岁10mL，1日2次。用于脾虚湿困证、痰蒙清窍证。

（2）补中益气丸：每丸9g。每服半丸，1日3次。用于脾虚湿困证偏脾虚者。

（3）桂附理中丸：每丸9g。每服半丸，1日2次。用于阳气虚弱证。

（4）左归丸：每丸9g。每服半袋，1日2次。用于髓海不足证。

（5）复方丹参片：每片0.32g。每服2片，1日3次。用于瘀血阻窍证。

2. 针灸疗法

（1）针刺加梅花针：先用毫针针刺悬钟、风府、百会，得气后用低频率、小角度、轻用力捻转30秒，留针20分钟，不配合者不留针。起针后，用梅花针沿胆经、膀胱经、督脉在头部的循行方向轻刺，以针刺部位稍稍出血为宜。每日1次，10次为疗程。

（2）用毫针先针刺天柱、风府、风池，得气后起针。起针后让患者仰卧，取印堂、水沟分别向鼻根及鼻中隔方向平刺，用泻法，双目湿润或流泪则起针。再针刺内关及上星透百会，当针刺部位出现酸胀麻木感时留针 15 分钟，不配合者不留针，行针时用泻法。随证加减：痰湿内盛者泻丰隆、补阴陵泉；脾气亏虚者补足三里；肝胆湿热泻阳陵泉；脾肾阳虚灸命门；心气亏虚者补神门。每日治疗 1 次，15 日为 1 疗程。

3. 推拿疗法

令患者取俯卧位，身体放松，平稳呼吸。术者位于患者右侧，用双手的拇、食、中和无名指在患者体表操作。从骶部尾骨处长强穴开始捏起皮肤及皮下组织，循督脉缓缓推运至百会穴，再由秩边穴循膀胱经推运至天柱穴（双侧）；另由阳白穴开始循胆经达肩井穴，再依次沿两侧肩胛骨、侧腰部、骶部用提肌、摇晃分离的重手法松解软组织。整个手法要连贯完成，手法的轻重缓急要根据患儿的耐受程度运用得当。每日 1 次，10 次为 1 个疗程。

4. 足浴疗法

黄连 15g，肉桂 10g。置盆内，加入开水后闷泡 15 ～ 30 分钟，待药液温度降至 45℃左右，浴足。每日早晚各 1 次。

【防护康复】

1. 预防

（1）日常生活中采取系列防治措施减少发作，有意识地把生活安排得丰富多彩，多参加文体活动，尽量避免从事单调的活动。

（2）保持乐观的情绪，避免忧郁、悲伤，但也不宜过于兴奋。

（3）避免独自远行，避免高空、易坠落的活动，以免发生意外事故。

（4）尽量避免服用镇静类的药物。

2. 调护

（1）引导患儿心情愉悦，保持乐观的心态。

（2）饮食清淡、易消化、忌生冷，避免过于肥甘厚腻损伤脾胃。

（3）适当锻炼身体，参加适宜的体育活动，振奋精神。

3. 康复

（1）合理安排作息时间，强调有规律的活动、学习和休息，尽量保证夜间获得充足的睡眠。

（2）避免情绪打击和过度紧张。

（3）白天加强体力活动，以改善日间嗜睡。

【审思心得】

1. 循经论理

多寐是以不分昼夜，时时欲睡，呼之能醒，醒后又复睡为主要特征的病证。又名多睡、嗜睡、多卧、嗜卧、嗜眠。多寐病轻者以嗜睡，呼之能醒，醒后又迷糊思睡为特点，重者不论昼夜，过度嗜睡，甚至不分场合、地点便睡，几乎每天发生。可无猝倒发作，或有可疑、不典型、典型的猝倒发作。常伴有睡眠瘫痪、入睡前幻觉、失眠、夜惊等表现。

诊断本病，首先要掌握小儿生理性睡眠时间，婴幼儿较大年龄儿相对要长，儿童比成人较长。正常儿童每天所需要的睡眠时间大约是：初生～2个月18～20小时，2～4个月16～18小时，4～11个月12～15小时，1～2岁11～14小时，3～5岁10～13小时，6～13岁9～11小时，14～17岁8～10小时。各个儿童个体间有差异，所以，睡眠时间与以上时间相差1小时左右可以认为还是正常的，但若是显著超过这一时间则可以诊断为多寐了。

儿童年龄越小，睡眠时间越长，可以从稚阴稚阳学说理解。因小儿生长发育迅速，赖阳气生发所推动，而"无阴则阳无以化"，因此，旺盛的阳气需要有更多阴精的积蓄，睡眠是人体养精蓄阴的时间；阴又有赖于阳之气化，阳虚无以化阴，阳不胜阴则寐，睡眠亦是人体阳气休养之时。儿童具有成人所没有的生长发育，所以也就需要有更长的睡眠时间来保证其维持正常的生理功能和生长发育两方面的需求。

同时，嗜睡，特别是新近发生的多寐，需要与相关的疾病鉴别，首先要排除急危重症引起的嗜睡，如中风、中毒、脑炎等病证，还要排除其他睡眠障碍、精神神经疾病类药物滥用或依赖等。

西医学的发作性睡病、神经官能症、某些精神病，其临床症状与多寐类似者，都可以参考本病辨证论治。

中医古籍对于睡眠的生理病理论述丰富，中医学认为睡眠主要和卫气相关，人体之寤寐由卫气之出入运动和阴阳二气的升降出入决定，卫气入于阴则寐，行于阳则寤，阳入于阴则寐，阳出于阴则寤。《灵枢·大惑论》说："夫卫气者，昼日常行于阳，夜行于阴，故阳气尽则卧，阴气尽则寤。"指出了寤寐是由卫气昼夜运行的生理规律所主导的现象。同时，也论述了多寐的病机："人之多卧者，何气使然？岐伯曰：此人肠胃大而皮肤湿，而分肉不解焉。肠胃大则卫气留久，皮肤湿则分肉不解，其行迟……故肠胃大则卫气行留久，皮肤湿分肉不解则行迟，留于阴也久，其气不清，则欲瞑故多卧矣。"说明了湿邪与多寐的关系。《灵枢·寒热》曰："阳气盛则瞋目，阴气盛而瞑目。"指出了阴气盛可导致多寐。中医学有关睡眠医学的认识和理论建立在《黄帝内经》的"四时五脏阴阳"理论基础之上，历代医家的诸多见解和治疗方药，都是在此基础之上的发挥。

多寐的病因病机可从阴阳失调和脏腑功能失调两个方面分析。寤寐由卫气出入阴阳决定，入于阴则寐，出于阳则寤。若阴阳失调，卫气出入阴阳不顺畅，则致多寐。阴阳失调分阳气虚弱和阴邪太盛。禀赋不足，素体阳虚，或平素过食生冷寒凉之品，损伤阳气，或久病大病耗伤阳气，阳气虚弱，阴盛阳弱，不能振奋精神而嗜睡；脾虚失运，或阳气不足，寒湿痰饮内停，困阻阳气，卫气出入阴阳不利而多寐。

睡眠与五脏有密切关系。《灵枢·本脏》云："五脏者，所以藏精神血气魂魄者也。"五脏起到制造、储存和渗透精血的作用，充养五志。《保婴撮要·不寐》云："阳主动，阴主静，寤则魂魄志意散于腑脏……寐则神气各归五官。"五脏功能调和，则卫气营血充实、阴阳升降出入正常，维持正常睡眠节律。若五脏功能失调，则营卫、阴阳运行不畅而致多寐。脾胃为后天之本，气血生化之源，主升清降浊运化功能，以化生气血津液，如脾不能正常运化，清气不升，脑府失于充养可致嗜睡难抑；肾主精生髓，肾虚生髓功能不足，髓海不足，脑府失养亦可致嗜睡。心为君主之官，若心之气血亏虚，心神失养，心神失主，可致多寐。正如沈金鳌《杂病源流犀烛·不寐多寐源流》中所云："多寐，心脾病也。一由心神昏浊，不能自主，一由心火虚衰，不能生土而健运。"脑为奇恒之府、元神之府，五脏亏虚，脑失充养，或邪阻脑府，气机不利均可导致多寐。

胆为决断之官，肝胆有热亦可导致多寐，宋·王怀隐等《太平圣惠方·治胆热多睡诸方》说："由荣卫气涩，阴阳不和，胸膈多痰，脏腑壅滞，致使精神昏浊，昼夜耽眠，此皆积热不除，肝胆气实，故令多睡也。"

　　湿浊是导致多寐最常见的病理因素。中医学有"脾主困""脾恶湿"之说。宋·李杲《脾胃论·肺之脾胃虚论》云："脾胃之虚，怠惰嗜卧。"《丹溪心法·中湿》说："脾胃受湿，沉困无力，怠惰嗜卧。"脾居中焦，主司运化，升清降浊。各种因素致脾虚不能健运，升清降浊失职，湿浊内生，困阻脾气、脾阳，清气不能上升，清窍失养；或湿浊随肝气上升，上蒙清窍均可致嗜睡。同时脾虚与湿浊又互为因果，脾虚运化水湿能力不足，易致水湿内留，水湿久停又会损伤脾胃运化功能。瘀血也是多寐的病理因素之一，肝气郁结，气滞血瘀，或跌仆损伤，瘀血阻滞经络，脑失充养亦可致多寐。

　　本病辨证要点在辨脏腑、阴阳和辨痰瘀。在脾者，身体困重，形体肥胖，食少纳呆，苔腻；在肾者，时时欲寐，畏寒肢冷，神思不敏，小便清长，舌淡胖；在胆者，烦躁不宁，胆小易惊，口苦，多梦；在脑者，头晕头痛，或头痛如裹。湿邪为患者，形体肥胖，头晕，身体困重，神疲，纳呆，苔白、白腻、白滑；痰蒙清窍者，胸闷，倦怠嗜睡，头重如裹，或头昏脑涨，苔腻，脉滑；瘀血阻窍者，头晕头痛，刺痛，痛有定处，日久不愈，面色晦暗。神疲欲寐，畏寒倦卧，肢体困重，面白，喜静不喜动者，属阴证；多动烦闹，注意力不集中，多梦，梦中叫闹，面红，寤时喜动难静者属阳证。

2. 证治有道

　　本病治疗以调和阴阳，调理脏腑，醒神开窍为治疗原则。病多属于虚证，或本虚标实，脏腑主要涉及心、脾、肾、胆和脑。脾虚湿困者，治以健脾化湿，醒神开窍；阳气虚弱者，治以温振阳气，醒神开窍；髓海不足者，治以补肾填精，醒神开窍；胆热痰扰者，治以清胆化痰，醒神开窍；痰蒙清窍者，治以豁痰开窍，醒神开窍；瘀血阻窍者，治以活血化瘀，醒神开窍；脾虚肝旺者，健脾平肝，醒神开窍。临证时各法可根据辨证参合应用。

　　小儿多寐病，从临证经验来看，病机以脾虚湿盛为多，故治疗多寐多以此立论。《医学传心录·多睡者脾胃倦而神昏》说："脾胃倦，则怠惰嗜卧。神思短，则懒怯多眠。六君子汤主之。"钱乙《小儿药证直诀·脉证治法》中云："脾主困，实则困睡，身热，饮水；虚则吐泻生风。"治疗时按标本缓急原则，痰浊湿邪等邪实蒙蔽清窍，嗜睡难解，头晕，神疲乏力，身体困重，甚则猝倒者，急以豁痰醒神开窍为法，方常用涤痰汤、平胃散加减。常用药：石菖蒲、茯苓、苍术、白术、远志、法半夏、橘红、枳实、党参（人参）、郁金、天麻、竹茹等。石菖蒲味辛、苦，性温，功效化湿开胃，醒神开窍，豁痰益智，常用之以化湿醒神。茯苓味甘、淡，性平，功效利水渗湿，健脾宁心，配伍白术加强健脾利湿之功。白术味苦、甘，性温，功效健脾益气，燥湿利水，使湿邪去而脾气健运是其长，切合多寐脾虚湿困病机。苍术味辛、苦，性温，功效燥湿健脾，祛风散寒，苦温燥湿力强，多用于寒湿阻滞脾胃及消散在表之寒湿。苍术、白术《神农本草经》统称为术，配伍补运兼施，加强了燥湿化湿之力。白术偏于补，守而不走，最善补脾；苍术偏于燥，走而不守，最善运脾。补脾则有益气之力，运脾则有燥湿之功，二者相配，一散一补，动静相合，燥湿不伤胃、益气不碍脾。远志祛痰开窍，宁心安神。法半夏燥湿化痰，降逆止呕。橘红燥湿化痰，理气宽中。枳实破气消积，化痰散痞。又常加入生晒参直补元气，振奋精神，《神农本草经》谓其："主补五脏，安精神，定魂魄，止惊悸，除邪气"。郁金行气化瘀、清心解郁，天麻平肝息风、祛风通络，竹茹清化痰热，三药常随症加入。

多寐湿盛畏寒怕冷者，气虚及阳，阳气不足，加制附子温阳散寒，常用3～5g，加砂仁以温脾暖胃、行气化湿，两者合用起振奋阳气消散阴翳之功。食少纳呆，嗳气腹胀者，脾虚不运，里有积滞，加枳实、六神曲、焦山楂、麦芽以消食化滞；病久或大病愈后气虚所致者，加黄芪、党参、黄精以补中益气；头晕头重痛者，加半夏、川芎、白芷祛风除湿止痛；口苦心烦者，加栀子、淡豆豉清热除烦；小便黄者，加车前子清热利尿。病情缓解，常表现为本虚标实、虚实夹杂状态，酌减化痰之品，合归脾汤、六君子汤补益心脾，健脾助运，以去痰湿之源。

情志失调引起的多寐，临床也应得到足够重视。随着家长、社会对儿童的教育越来越重视，电子产品的增多，儿童的学习压力、精神负担日益沉重。儿童承受精神压力过重，常致情志不遂，肝气郁结，肝失疏泄，气机升降失调，或肝气横逆克脾。症见神情默默，或急躁易怒，倦怠无力，注意力不集中，困倦多寐，或口苦，或食少纳呆，腹胀。舌质淡红，苔薄白或黄，脉弦细。发病前常有紧张、焦虑、压抑等情志因素，亦有学者称之为郁证性多寐，现代儿童也有由此而发病者，常见于考试前、开学前、各种竞赛前。治法健脾平肝，醒神开窍，方用逍遥散加减。逍遥散方出自《太平惠民和剂局方》，组成：柴胡、当归、芍药、薄荷、茯苓、生姜、大枣。常用柴胡疏肝解郁；白芍滋阴柔肝；当归养血活血；白术、茯苓、甘草健脾益气；薄荷疏肝散郁热；钩藤清肝热；石菖蒲辟浊化痰，醒神开窍；枳实消积化痰。湿盛者加苍术、藿香芳香化湿；湿热重者加黄芩、滑石清热利湿；气虚甚加党参、黄芪补脾益气；睡不安稳、易惊者加竹茹、远志化痰安神。除了药物治疗，情志舒解、减轻日常生活学习压力，亦是治疗郁证性多寐的要点。

其他如禀赋不足，久病及肾，肾气不足，不能生精填髓，导致生长发育迟缓、多寐困倦者，治宜补肾填精，醒神开窍，方用左归丸、六味地黄丸类加减。久病生瘀，或外伤产瘀，或血证不解，气滞血瘀，瘀血阻络，脑府失养则多寐，由此见头痛者，治宜活血化瘀，醒神开窍，方用通窍活血汤加减。胆热痰扰者，治以清胆化痰，醒神开窍，代表方为蒿芩清胆汤。

西医学发作性睡病引起的多寐，除了嗜睡症状外，还常伴有其他特殊表现，如夜寐惊叫、梦多、噩梦、失眠等，病机多为阴阳失调，阴盛阳弱，阳气不能潜藏，或痰浊、胆热内扰心神，常加入煅龙骨、煅牡蛎镇惊安神，使夜间安寐，减少白天嗜睡。阴阳失调，心神受扰，心神失主，肢体失用，又可出现睡眠瘫痪表现，加桂枝、肉桂温助心阳，振奋心气。阴阳失和，痰蒙清窍，心神失用，可出现入睡前幻觉，加胆南星涤痰开窍，茯神、龙齿宁心安神。脾虚失运，升清降浊功能失司，水湿内停，常致身体困重，体重增加，形体肥胖，加车前子、藿香、泽泻利水除湿。

合理调护对多寐病的治疗效果和预后有重要的作用。首先应指导家长帮助儿童合理安排作息时间，强调有规律的学习和休息，尽量保证夜间获得充足的睡眠。保证适当的午休时间（一般以1小时为宜），有利于维持比较满意的醒觉状态。其次帮助家长和患儿寻找诱发因素，减轻或回避诱发因素，给予合适的护养指导，包括夜间睡眠、白天午睡、上学、适当的活动和运动等等，心理上给予帮助，增强信心。避免长时间、高强度、连续运动和学习。避免情绪剧烈波动，减少发作。注意饮食习惯，少食肥甘厚腻、生冷以防伤脾而生湿。

第七章

不寐

【概述】

不寐是以经常不能获得正常睡眠为特征的一类病证，又称失眠、不得眠。主要表现为有效睡眠时间不足、睡眠质量降低，轻者入睡困难，或寐而不酣，时寐时醒，或醒后不能再寐，重则彻夜不寐。本病多由于情志所伤、饮食不节、病后体弱、禀赋不足、心虚胆怯等病因引起心神失养或心神不安所致。不寐是临床常见病证之一，虽不属于危重疾病，但常影响儿童的学习、生活和健康，给儿童及家庭带来困扰，并能加重或诱发心悸、胸痹、眩晕等病证。

"不寐"病名最早见于《难经》。《难经·四十六难》说："血气衰，肌肉不滑，荣卫之道涩，故昼日不能精，夜不得寐也。"不寐在《黄帝内经》中被称为"目不瞑""不得眠""不得卧"，并认为失眠原因主要有两种，一是其他病证影响，如咳嗽、积滞、腹满、呕吐等，使人不得安卧；二是气血阴阳失和，使人不能入寐。如《素问·病能论》曰："人有卧而有所不安者，何也……脏有所伤，及精有所之寄，则安，故人不能悬其病也。"《素问·逆调论》有"胃不和则卧不安"的记载。汉代张仲景在《伤寒论》及《金匮要略》中记载了用黄连阿胶汤及酸枣仁汤治疗失眠，至今临床仍有应用价值。《保婴撮要·不寐》云："阳主动，阴主静，寤则魂魄志意散于腑脏，发于耳目，动于肢体而为人身指使之用；寐则神气各归五官，而为默运之妙矣……若胃气一逆，则气血不得其宜，脏腑不得其所，不寐之症，由此生焉。"

不寐是以不能获得正常睡眠，以睡眠时间、深度及消除疲劳作用不足为主的一种病证。由于其他疾病而影响睡眠者，不属本篇讨论范围。西医学中的睡眠障碍、神经官能症等以不寐为主要临床表现时，可参考本章内容辨证论治。

【病因病机】

1. 情志失调

情志所伤，或情志不遂，肝气郁结，肝郁化火，上扰心神，心神不安而不寐。或由五志过极，心火内炽，扰动心神而不寐。或由暴受惊恐，神魂不安，夜不能寐。

或思虑太过，损伤心脾，心血暗耗，神不守舍而致不寐。《类证治裁·不寐》云："思虑伤脾，脾血亏损，经年不寐。"

2. 胃气不和

饮食不节脾胃受损，宿食停滞，壅遏于中，气机升降失调，胃气失和，浊气不降，上扰胸膈则寐不安，如《素问·逆调论》云："不得卧而息有音者，是阳明之逆也……阳明者胃脉也，胃者六腑之海，其气亦下行，阳明逆不得从其道，故不得卧也。"或由过食肥甘厚味，酿生痰热，扰动心神而不眠。

3. 心脾两虚

脾虚失运，生化乏源，营血亏虚，不能奉养心神，或病后体虚，心血不足，心失所养，心神不安而不寐。《景岳全书·不寐》云："无邪而不寐者，必营气之不足也，营主血，血虚则无以养心，心虚则神不守舍。"

4. 心虚胆怯

小儿神气怯弱，胆气不足，智慧未充，易受七情所扰，受刺激易生恐惧，或日常压力过大，导致心神不宁而夜寐不安。

不寐病位在心，与肝、胆、脾、胃关系密切。各种病因引起心、肝胆、脾胃等脏气失和，阴阳失调，均可导致不寐。虚证多由心脾两虚、心虚胆怯、心神失养、阴虚火旺所致。实证多由心火炽盛、肝郁化火、胃气上逆、痰热内扰，引起心神不安。失眠日久又常表现为虚实兼夹。

【**临床诊断**】

1. 诊断要点

（1）轻者入睡困难或睡而易醒，醒后不寐，重者彻夜难眠，连续3周以上。每日睡眠时间显著少于该年龄段正常儿童。

（2）因不寐导致白天出现头昏、心烦、心悸、神疲乏力、心神不宁等症状，影响学习和社会活动功能。

（3）排除影响睡眠的其他疾病。

2. 鉴别诊断

（1）短暂性不寐：因一时情志影响，或生活环境改变，引起暂时性不寐，不属病态。

（2）郁病：两者均可以出现失眠、多梦、精神不振表现，郁病表现为精神恍惚，多疑善虑，失眠多梦，久则神思不敏，遇事善忘，神情呆滞。失眠为郁病的一个兼症，程度较轻。不寐以失眠为主症，其他症状较轻，为伴随症状。

（3）胸痹：两者均可以出现失眠、心烦的表现。但单纯不寐多与精神情志因素有关，而胸痹的不寐多发生在患病后，情绪过于紧张，以胸闷、胸痛等为主要症状。

【辨证论治】

1. 辨证要点

（1）辨脏腑：不寐的主要病位在心，由心神失养或邪扰心神，神不守舍而起，与肝、胆、脾、胃的阴阳气血失调相关。急躁易怒而不寐，多为肝火内扰；遇事易惊，多梦易醒，多为心胆气虚；面色少华，肢倦神疲而不寐，多为脾虚不运，心神失养；嗳腐吞酸，脘腹胀满而不寐，多为胃气不和，心神被扰；胸闷，头重目眩而不寐，多为痰热内扰心神；心烦心悸，唇红，手足心热而不寐，多为阴虚火旺，心神不安。

（2）辨虚实：虚证者，多由气血不足，心失所养，临床特点为形体瘦弱，面色无华，神疲懒言，心悸健忘，多因脾失运化，肝失藏血所致。实证为邪扰心神，临床特点为心烦易怒，口苦咽干，腹胀，嗳腐，口臭，龅齿，胸闷，头重目眩，多因心肝火旺或宿食、痰热所致。

2. 治疗原则

总的治疗原则是补虚泻实，调整阴阳。安神定志是本病的基本治疗方法。实证宜泻其有余，如疏肝解郁，泻火涤痰，消导和中。虚证宜补其不足，如益气养血，健脾、养阴。实证日久，气血耗伤，亦可转为虚证，虚实夹杂者，治宜攻补兼施。安神定志法的使用要结合临床具体情况，分别选用养血安神、镇惊安神、清心安神等治法，并注意配合情志治疗，以消除紧张焦虑，保持心情舒畅。

3. 证治分类

（1）心火炽盛

证候　心烦不寐，睡中躁扰不宁，好动多动，梦多，龅齿，唇红目赤，口干舌燥，小便短赤，口舌生疮，舌尖红，苔薄黄，脉细数。

辨证 本证多见于体格壮实儿童，七情太过化火，或过食辛香温补之品，久蕴化火，心火旺盛，心神不宁所致。以不寐伴心烦、躁扰不宁，或唇红目赤、口舌生疮等证候为辨证要点。

治法 清心泻火，宁心安神。

方药 导赤散加减。常用生地黄清热凉血，滋阴降火；灯心草清心火，利小便；淡竹叶清心除烦；甘草清热解毒；白芍养血柔肝，菊花清热平肝，以防风火相扇；连翘清心火。

若躁扰不宁，急躁易怒，加淡豆豉、栀子、竹茹宣通胸中郁火；若便秘溲赤，加大黄通腑泻火，引火下行，以安心神；纳呆、脘闷、苔黄腻者，加滑石、茵陈清热利湿。

（2）肝郁化火

证候 心烦，难以入睡，入睡后多梦易惊，睡中不宁，性情急躁易怒，善太息，或目赤耳鸣，口干而苦，大便干结，小便黄赤，舌质红，苔薄黄，脉弦数。

辨证 本证常见于性格急躁儿童，情志不遂，肝郁化火，内扰心神所致。以不寐伴心烦、多梦、急躁易怒、目赤等证候为辨证要点。

治法 清肝解郁，泻火安神。

方药 柴胡清肝散（《保婴撮要》）加减。常用柴胡疏肝解郁；黄芩清热泻火；栀子清肝泻火除烦；连翘清心火；桔梗引经，散郁火；太子参益气扶正；白芍柔肝养血；灯心草清心火，利小便；甘草清热解毒，调和诸药。

肝胆火炽者，用龙胆泻肝汤加减；心烦、躁扰者，加龙骨、牡蛎镇心安神；胸闷胁胀、善太息者，加香附、郁金以疏肝解郁；便秘溲赤者；加大黄通腑泻火，引火下行，以安心神；纳呆、脘闷、苔黄腻者，加滑石、茵陈清热利湿。

（3）痰热内扰

证候 不寐，噩梦多，易惊易醒，胸闷心烦，泛恶，嗳气，纳呆，或头重目眩，口苦，舌红，苔黄腻，脉滑数。

辨证 本证以先天禀赋不足或情志失调，肝气郁结化火，脾虚生痰，痰热互结，内扰心神所致。以不寐伴噩梦多、易惊易醒、胸闷、心烦、苔黄腻等证候为辨证要点。

治法 清热化痰，和中安神。

方药 温胆汤加减。常用法半夏燥湿化痰，和胃止呕；竹茹清热化痰除烦；陈皮理气化痰行滞；枳实降气消痰导滞；茯苓健脾渗湿，消痰之源；甘草调和诸药。

纳呆、脘闷、苔黄腻甚者，加滑石、茵陈清热利湿；急躁易怒者，加白芍、菊花、栀子平肝柔肝；心烦、躁扰者，加龙骨、牡蛎镇心安神，连翘、栀子清心除烦。

（4）胃气失和

证候 不寐，龄齿，脘腹胀满，脘闷嗳气，食少纳呆，嗳腐吞酸，口臭，或见恶心呕吐，大便臭秽，舌质红，苔白厚或腻，脉滑。

辨证 本证多由饮食不节，过食肥甘厚腻，饱食无度，损伤脾胃，升降失调，积滞内生，上扰心神所致。以不寐伴食少纳呆、脘腹胀满、大便臭秽、嗳气等积滞证候为辨证要点。

治法 消食导滞，和胃降逆。

方药 保和丸加减。常用焦山楂消油腻肉积；焦六神曲消水谷宿食；莱菔子消面食痰浊之积；陈皮、半夏、茯苓理气和胃，燥湿化痰；连翘散郁火清郁热。

婴幼儿乳积中焦者，加炒麦芽、炒谷芽、砂仁消乳化积；纳呆、脘闷、苔黄腻者，加滑石、茵陈清热利湿；急躁易怒者，加白芍、菊花平肝柔肝；梦多易惊者，加竹茹、龙齿清热化痰，定惊除烦；食少纳呆，腹胀甚者，加苍术、白术运脾和中。

（5）阴虚火旺

证候 心烦不寐，入睡困难，睡眠时间短，唇红，盗汗，精力旺盛，手足心热，或口干津少，易鼻衄，舌红，苔少，脉细而数。

辨证 本证常见于素体阴虚的儿童，阴虚内热，心神不得潜藏而致病。以不寐伴入睡困难、唇红、精力旺盛、手足心热为辨证要点。

治法 滋阴清热，泻火安神。

方药 六味地黄丸加减。常用生地黄滋阴清热降火；山茱萸补养肝肾；山药补益脾阴；泽泻渗湿泄热；牡丹皮清泄相火；茯苓淡渗脾湿；竹茹清心火安神；灯心草清心火，利小便。

虚火甚者，加知母、黄柏泻火清虚热；便秘者，加柏子仁、麦冬以清心生津，润肠通便；心烦、躁扰者，加栀子、淡豆豉清热除烦。

（6）心脾两虚

证候 思睡多眠，睡而不实，易醒，醒后难以复寐，神疲食少，头晕，四肢倦怠，面色少华，舌质淡，苔薄白，脉细无力。

辨证 本证多由久病大病，耗伤正气；或思虑过度，暗伤心脾；或饮食不节，损伤脾胃，脾胃虚弱，气血化源不足，心神失养所致。以不寐伴思睡多眠，睡而不实，易醒，神疲食少等证候为辨证要点。

治法 补益心脾，养心安神。

方药 归脾汤加减。常用党参（人参）、白术、黄芪、甘草益气健脾；当归养血；酸枣仁、龙眼肉补心益脾，远志、茯神安神定志；木香行气健脾。

心血不足，加熟地黄、芍药以养心血；脘闷、纳呆、苔腻，加半夏、陈皮、茯苓、厚朴以健脾理气化痰；心烦者，加连翘、栀子、淡豆豉清热除烦；苔黄腻者，加滑石、茵陈清热利湿。

（7）心胆气虚

证候 寐中易惊，多梦易醒，胆怯心悸，遇事善惊，或气短自汗，倦怠乏力，舌质淡，苔薄白，脉弦细。

辨证 本证多见先天禀赋不足，心虚胆怯，或暴受惊恐，或日常压力过大，心神不定所致。以不寐伴寐中易惊、多梦易醒、胆怯、遇事善惊等证候为辨证要点。

治法 益气养心，镇惊安神。

方药 安神定志丸加减。常用党参（人参）补气安神；茯苓健脾渗湿宁心；茯神安神定志；远志宁心安神，祛痰开窍；石菖蒲化痰开窍醒神；龙齿镇静安神；炒枣仁、柏子仁养心安神；白芍清肝胆之热。

心烦者，加连翘、栀子、淡豆豉清热除烦；苔黄腻者，加滑石、茵陈清热利湿。

【**其他疗法**】

1.中药成药

（1）解郁安神颗粒：每袋5g。每服2.5g，1日2次。用于肝郁化火证。

（2）六味地黄丸：每丸9g。每服3～4.5g，1日3次。用于阴虚火旺证。

（3）归脾丸：每瓶 36g。每服 1～3 岁 2g、3～5 岁 4g、>5 岁 6g，1 日 2～3 次。用于心脾两虚证。

（4）柏子养心丸：每丸 9g。每服 3g，1 日 2 次。用于心气虚证。

（5）安神温胆丸：每丸 7.5g。每服 3.75g，1 日 2 次。用于心胆气虚证。

2. 耳穴压豆

（1）主穴：神门、心、脑点。配穴：心脾两虚配脾；肝火上扰配肝、胆；胃腑不和配胃、脾；阴虚火旺配肝、肾。方法：常规耳部消毒，用胶布粘王不留行籽压于耳穴神门、心、脑点，再辨证配穴 1～2 个，让患儿或家长每天按捏 2～3 次，每次 3～5 分钟，睡前加强按捏，隔 1～2 天换贴 1 次，5 次为 1 个疗程。

（2）主穴：神门、皮质下、心、枕、脑点。配穴：肝气郁结者配肝、内分泌；心脾两虚者配脾；脾胃不和者配脾、胃；心肾不交者配肾。方法：常规耳部消毒，用胶布粘王不留行籽压于耳穴神门、心、脑点，再辨证配穴 1～2 个，让患儿或家长每天按捏 2～3 次，每次 3～5 分钟，睡前加强按捏，隔 1～2 天换贴 1 次，5 次为 1 个疗程。

3. 刮痧疗法

用刮痧板，在下列俞穴部位进行刮痧治疗。

（1）头颈部：太阳穴、额旁、额顶带后 1/3，顶颞后斜下 1/3（双侧）；胆经的双侧风池穴。奇穴——四神聪、安眠穴。

（2）背部：膀胱经——双侧心俞、脾俞、肾俞。

（3）上肢：心经——双侧神门穴。

（4）下肢：脾经——双侧三阴交穴。

儿童皮肤娇嫩，刮痧时手法宜轻。婴幼儿不肯配合者慎用，皮肤感染、破损及有出血倾向者禁用。

【防护康复】

1. 预防

（1）睡前避免过饱。

（2）白天及睡前避免过于兴奋。

（3）学习、生活压力大者，适度减负。

（4）减少精神刺激，如易引起儿童兴奋、紧张的动漫、小说、游戏等。

2. 调护

（1）防止过度惊吓、紧张、劳累。保持心情愉快，适当加强体质锻炼。

（2）晚间学习、玩耍、看电视等不要太晚。养成按时学习、睡眠的良好作息习惯。

（3）合理饮食，防过于肥甘厚腻再伤脾胃。

3. 康复

（1）给儿童创造安静、舒适的睡眠环境。

（2）培养良好的生活习惯，如按时睡觉，不熬夜。

（3）保持心情愉快，适当加强体质锻炼。

【审思心得】

1. 循经论理

不寐，是以经常不能获得正常睡眠为特征的一类病证，常称为失眠，主要表现为睡眠时间、深度的不足，轻者入睡困难，或寐而不酣，时寐时醒，或醒后不能再寐，重则彻夜不寐。本病多由于情志所伤、饮食不节、病后体弱、禀赋不足等病因，引起心神失养或心神不安所致。不寐是临床常见病证之一，虽不属于危重疾病，但常影响儿童的学习、生活和健康，给儿童及家庭带来困扰，并能诱发或加重心悸、胸痹、眩晕等病证。儿科诊断不寐，应参考儿童每日所需生理性睡眠时间来确定。

中医学认为不寐是各种原因导致心神不宁所致，对其病因病机有充分的论述。《景岳全书·不寐》曰："不寐证虽病有不一，然唯知邪正二字，则尽之矣。盖寐本乎阴，神其主也，神安则寐，神不安则不寐。其所以不安者，一由邪气之扰，一由营气之不足耳。"《张氏医通·不得卧》中云："脉数滑有力不眠者，中有宿食痰火，此为胃不和则卧不安也。"《保婴撮要·不寐》从胃不和胃气逆、肝肾虚热、思虑过度、病后余热、肝火不宁、振悸不得眠、夜啼惊哭等论述了小儿不寐的不同病因及治疗。《幼科铁镜·不寐多困》则将婴儿不寐归纳为二证论治："婴儿不睡有二：一心虚，一胆虚。睡中不闻人声忽醒而不寐者，此心血不足，宜用人参安神丸。有睡中稍闻人声响动即惊而不寐者，此胆虚之极，宜用参竹汤。"

睡眠是人体生命的重要生理过程，人一生中有 1/3 以上的时间要在睡眠中度过，儿童的生理性睡眠时间较成人长。良好的睡眠对促进儿童的生长发育、增强机体免疫功能有重要意义。对儿童而言，睡眠对健康的影响较成人更为重要。睡眠障碍对儿童生长发育的影响已引起广泛关注，为使儿童有良好的睡眠质量，保障儿童身心健康发育，深入开展这一领域的研究十分必要。

不寐属西医学的睡眠障碍范畴，睡眠障碍是指在睡眠过程中出现的各种影响睡眠的异常表现，可由身体某系统生长发育和环境相互作用产生的功能失调引起，也可由呼吸、神经等各系统的疾病引起，能够直接影响儿童的睡眠结构、睡眠质量及睡眠后复原程度。国内外研究表明，儿童、青少年睡眠障碍发生率可达 25% ～ 40%。

儿童常见的睡眠障碍主要有昼夜节律紊乱、睡眠不宁、夜惊、失眠、梦游、梦呓、梦魇、磨牙等表现，目前在治疗方面，由于镇静催眠药物在儿童的用药经验欠缺，家长和不少医务工作者对使用催眠药物治疗儿童睡眠障碍存在较大的疑虑，故较少使用西药治疗。与之不同，中医学对儿童睡眠障碍的治疗手段丰富，显示了其独特的优势。

不寐既可以是一个独立的疾病，也常是多种疾病的一个证候，临证时需注意辨别。儿童在感冒、咳嗽、哮喘、腹痛等疾病时，可因阴阳失调、气机不畅而影响睡眠，随着原发疾病的痊愈，不寐也随之而愈。学习、生活节奏的突然改变，居住环境变换等因素可引起不寐，多较短暂，随着儿童的逐渐适应而消失。小儿不寐诊断，需要了解患儿的日常生活、学习状况，有无其他精神、情绪、躯体的异常，注意鉴别排除儿童抑郁症、儿童焦虑症的情况。

小儿不寐的病因病机可分阴阳失衡和脏腑功能失调两类。正常睡眠和觉醒节律是阴阳两气消长出入的变化决定，阴阳失调可导致不寐。小儿阳常有余、阴常不足，护养不当，导致阴阳偏盛偏衰，或病伤阴阳，从而影响睡眠。脏腑功能失调，心神不宁则不寐。小儿脾常虚，饮食不节，损伤脾胃，积滞、痰浊内生，上扰心神；脾虚生化乏源，气血亏虚，心神失养；情志不遂，肝郁化火；过食辛香温补之品，久蕴化热，心火旺盛；禀赋不足，心虚胆怯，遇事生惊恐，均可导致心神不安而不寐。

不寐辨证主要是辨脏腑、辨虚实、辨阴阳、辨邪气性质。不寐病位在心，与肝胆、脾胃密切相关。心烦不寐，唇红目赤，口舌生疮者，病位在心；不寐，多梦易惊，急躁易怒，口苦者，病位在肝；不寐，腹胀嗳气，食少纳呆，病位在胃；寐中易惊，胆怯心悸，遇事善惊者，病位在心胆；多眠思睡，睡而不实，神疲食少者，病位在脾。不寐，梦多易惊，胸闷心烦，泛恶头重者，为痰热内扰；不寐心烦，入睡困难，盗汗，手足心热者，为阴虚火旺；不寐躁扰，急躁易怒，多动好动，面红目赤者，心肝火旺。

2. 证治有道

临证接诊不寐儿童中，不少表现为入睡困难，睡不安稳，齘齿，睡中爱翻动，梦多，汗多，平素精力旺盛。辨证属阴虚阳旺，夜间阳气不能内藏，心神不宁。治法为滋阴潜阳，宁心安神，方用桂枝龙骨牡蛎汤加减。桂枝龙骨牡蛎汤出自《金匮要略》，具有调和阴阳、潜镇摄纳功效。常用桂枝解肌调卫；白芍养阴和营；因卫强营弱，故白芍用量常倍于桂枝以调营卫、和阴阳；玄参养阴清热生津；生地黄清热养阴生津；玄参、生地黄又能退虚热；大枣、生姜、炙甘草三药调和营卫；龙骨平肝潜阳、镇惊安神；牡蛎重镇安神，潜阳补阴；酸枣仁宁心安神。诸药合用有滋阴潜阳、调和营卫、宁心安神，兼能止汗的功效。《素问·生气通天论》云："阴平阳秘，精神乃治。"兼腹胀、不思食、易呕恶者，为里有积滞，加莱菔子、焦山楂、鸡内金以消食导滞；睡中易惊、翻动踢人、说梦话、易怒者，兼心肝火旺，加竹茹、栀子清心平肝。

夜寐不安，伴齘齿、喜俯卧、食少纳呆、腹胀腹痛、嗳气或呕恶等证候儿童，临床亦较为常见。证属脾胃不和，心神不安。小儿脾常不足，饮食不节，损伤脾胃，运化失司，食停为积为滞，气机升降不利，且积滞郁久化热，上扰心神导致不寐，即《素问·逆调论》所称"胃不和则卧不安"。以消食导滞，和胃安神为治法。方用保和丸加减。常用焦山楂消油腻肉积而健脾，《本草求真》说："所谓健脾者，因其脾有食积，用此酸咸之味，以为消磨，俾食行而痰消，气破而泄化，谓之为健。"六神曲消水谷宿食，健脾和胃；莱菔子消面食痰浊之积，降气消胀；炒麦芽消乳化食，疏肝和胃；陈皮理气健脾；半夏消痞散结，降逆止呕；茯苓健脾宁心渗湿；连翘散郁火，又能清心经邪热而安神；竹茹清热化痰除烦；白芍平肝柔肝。诸药共用有消食和胃、清心安神的功效。脘闷、苔黄腻者，加滑石、茵陈清热利湿；心烦、躁扰者，加龙骨、牡蛎镇心安神；胸闷胁胀，善太息者，加香附、郁金以疏肝解郁；便秘溲赤者，加大黄、灯心草通腑泻火，引火下行，以安心神。

心脾两虚之不寐，常见于平素体弱，或久病大病损伤正气儿童，由脾虚失运，化源不足，心神失养。以睡而不实，思眠多睡，睡中易醒，醒后难安寐，神疲头晕，纳呆，面色无华为特点。以补益心脾，养心安神为法，常用归脾汤加减。归脾汤出自《严氏济生方》，为调脾养心，益气补血的经典名方。药用党参、黄芪补中益气；白术健脾益气；当归补血养血；远志宁心安神；酸枣仁补心安神；龙眼肉补益心脾；木香行气健脾。加减：心血不足，加熟地黄、芍药以养心血；脘闷、纳呆、苔腻，加半夏、陈皮、茯苓、厚朴以健脾理气化痰；心烦者，加连翘、栀子、淡豆豉清热除烦。

小儿心主神明功能稚嫩、心神怯弱，易为七情所扰，易受外界刺激而惊恐，若先天禀赋不足，或惊恐忧虑过度不解，心神不定而不寐。以不寐，寐中易惊，多梦易醒，胆怯心悸，遇事善惊或伴气短自汗，莫名害怕为特点，证属心胆气虚，治宜益气养心，镇惊安神。方用安神定志丸加减。常用党参（人参）补气安神；茯苓健脾渗湿宁心；茯神安神定志；远志宁心安神，祛痰开窍；石菖蒲化痰开窍醒神；龙齿镇静安神；炒枣仁除烦益胆；白芍清肝胆之热。此证应注意同时进行情志疏解，减轻压力，去除诱因，如整日惕惕，心神不宁者，可按儿童焦虑症辨证治疗。

其他如心肝火旺之不寐，多为小儿七情太过，情志不遂，气郁化火，内扰心神所致，治以清热泻火、宁心安神，方用导赤散、柴胡疏肝散等加减。痰热内扰心神而不寐者，治以清热化痰、和中安神，方用温胆汤加减。

从临证经验来看，小儿不寐发病率较高，但多数表现为夜间睡眠质量不高，如睡中易翻动、梦呓、龄齿、夜惊，且持续时间长，因未显著影响儿童白天生活学习，家长久之也习以为常。但近年来，随着家长对小儿睡眠状态关注度的提高，则因此而前来就诊者也日益增多。

在辨证施治的基础上，适当加入有安神作用的药物，可以增强疗效。例如，远志味苦、微辛，性温，有交通心肾、宁心安神、祛痰开窍功效，常用于治疗失眠、惊悸、健忘等证。《本草正》云："远志，镇心止惊，辟邪安梦。"《药性论》云："治健忘，安魂魄。"《滇南本草》言："养心血，镇惊，宁心。"现代药理研究发现有镇静催眠作用。夜交藤味甘、微苦，性平，有养心安神的功效。《药性集要》载："治不寐。"《本草正义》载："治夜少安寐，盖取其能引阳入阴耳。"《饮片新参》云："养肝肾，安神催眠。"现代研究显示夜交藤有镇静催眠的作用。合欢花味甘，性平，有安神解郁之功。《四川中药志》云："能合心志，治心虚失眠。"《饮片新参》云："和心志，治不眠。"现代药理研究有镇静催眠的作用。酸枣仁味酸、甘，性平，有宁心安神功效。《名医别录》谓："主治烦心不得眠。"《本草乘雅》说："《别录》主烦心不得眠者，心腹邪结气聚使然耳。服之结散聚消，心定烦息，故得睡眠。"现代药理研究亦有镇静催眠的作用。

除药物治疗外，中医学的其他治疗手段对不寐也有较好的疗效。有报道称，临床使用宁心散（组成：莲子心、白芍、远志、竹茹、蝉蜕、合欢皮等）水调敷脐，睡前敷贴，次晨取下，5～7天为1个疗程，取得较满意的效果。其他如耳穴压豆、小儿推拿、足浴等文献报告均有较好疗效，尤其适用于服药困难的儿童。

小儿心肝常有余，对外界事物有浓厚的探索兴趣，同时形气未充、脏腑娇嫩，心主神明功能稚嫩、心神怯弱未定，又易受七情所伤，造成心神不宁而影响睡眠，故需加强日常护养。如减少或避免精神和心理因素引起的不安，白天及睡前避免过于兴奋，减少或回避引起儿童兴奋、紧张的动漫、小说、游戏等；及时发现同伴关系不良、家庭不和谐等可能导致不寐的因素；对于学习、生活压力大者，适度减负；给儿童创造安静、舒适的睡眠环境。应培养定时入寝与定时起床的习惯，帮助儿童养成良好的作息规律。小儿饮食不能自节，注意饮食宜清淡易消化，避免进食过于肥甘厚腻之品，忌咖啡、浓茶等兴奋饮料，睡前避免过饱等，以防出现"胃不和卧不安"的情况。正确的护养方式能减少不寐的发生，缩短不寐时间。

第八章

厥证

【概述】

厥证，是以突然发生一时性昏倒，不知人事，或伴有四肢逆冷为主要临床表现的一种急性病证。病情轻者，在短时内即可苏醒，醒后无偏瘫、失语及口眼㖞斜等后遗症；病情重者，则昏厥时间较长，甚至一厥不复而导致死亡。

厥的含义有多种，有指发病形式，如"忽为眩仆脱绝"，"突然昏运，不省人事"；有指病理机制，"厥者，尽也"，"厥者，逆也"，言其气血败乱，或气机上逆；有指临床表现，四肢逆冷、手足不温者。就本证而言，主要是指前两者。厥证在临床上并不少见，多有精神情志因素为明显诱因，如情绪紧张、恐惧、疼痛等，加之饥饿、体虚而发生。对于本证患者，应采取综合应急措施，运用多种救治手段，以应急救治。

厥证在成人、小儿皆可发生，但由于小儿脏腑娇嫩，气血未充，神气怯弱，外易为六淫所感，内易为饮食所伤，患病后变化迅速，容易导致气血逆乱，阴阳失调，故厥证在儿科并不少见，尤其是寒、热、气、血、痰、食、暑、蛔诸厥在临床上较为多见。

《黄帝内经》对"厥"论述较多，含义、范围广泛，概括起来可分为两类情况：一种是指突然昏倒，不知人事，如《素问·大奇论》说："暴厥者，不知与人言。"另一种是指肢体和手足逆冷，如《素问·厥论》说："寒厥之为寒也，必从五指而上于膝者。"后世众多医家在此基础上深化和发挥。一是以《伤寒论》《金匮要略》为代表所论述之厥，继承《黄帝内经》中手足逆冷为厥的观点，重在论述感受外邪后邪重而发厥。此类厥证在外感热病之伤寒、温病学中均有大量深入的研究，属于外感病中的发厥，对由外邪而致厥者有重要临床指导价值。另一是论内伤杂病的发厥，指突然发生神志改变的一类病证。宋《卫生宝鉴·厥逆》初步提出内伤杂病与外感病的厥证之不同点，至明代《医学入门·外感寒暑》首先明确区分外感发厥与内伤杂病厥证。

《景岳全书·厥逆》总结明代以前对厥证的认识，提出以虚实论治厥证，切合临床。此后医家对厥证的理论不断充实、完善和系统化，提出了气、血、痰、食、暑、尸、酒、蛔等厥证的划分，并以此作为辨证的重要依据，指导临床治疗。

本章厥证所论范围是以内伤杂病中具有突然发生的一时性昏倒、不知人事为主症，或伴有四肢逆冷表现的病证。外感病中以手足逆冷为主，不一定伴有神志改变的发厥，外感温热之动风发厥，归属于惊风范畴，以及后世列为中风范畴之"厥"，均不属于本章节之讨论范围。蛔厥一证，本丛书在《儿科杂病证治》一书中论述。暑厥发病以一时性昏倒、不知人事为特点，虽与外邪有关，儿科历来重视，亦归属本章节讨论。西医学中各种原因所致之晕厥、中暑等，可参考本章辨证论治。

【病因病机】

厥证的病机主要是气机突然逆乱，升降乖戾，气血阴阳不相顺接。正如《景岳全书·厥逆》所说："厥者尽也，逆者乱也，即气血败乱之谓也。"所谓气机逆乱是指气上逆而不顺。

1. 体质因素

先天禀赋不足，或平素气血亏虚，或素体阳旺阴亏，或脾虚有痰等，陡遇情志刺激，遂致气血逆乱，神无所主，发为厥证。

2. 情志因素

小儿神气怯弱，突遇剧烈的情志变动，超过了小儿生理调节能力，引起脏腑的功能失调而发病。如"怒则气上""惊则气乱""恐则气下"等，即可致气逆上冲或清阳不升，清窍失明而发生昏仆致厥。

3. 暴感外邪

主要指感受暑热之邪，如时当暑季、身居酷热闷热之处，若人元气素虚，暑热冲心，或夹痰上冲，以致精神昏愦，昏不知人而成暑厥。

4. 气血亏虚

素体气血亏虚，加之饥饿、久立、久蹲突起、持续紧张等，气血不相顺接，清窍失荣而昏仆发厥。

厥证因体质和病机转化的不同，又有虚实的区别。气盛有余者，情志突变，气逆上冲，血随气逆，或夹痰夹食壅滞于上，或暑热冲心，以致清窍闭塞，不知人事，发为厥之实证；气虚不足，或大量出血者，清阳不升，气陷于下，血不上达，气随血脱，气血一时不相顺接，以致神明失养，不知人事，四肢不温，发为厥之虚证。

【临床诊断】

1. 诊断要点

（1）往往在发病前有明显的诱发因素，如情绪紧张、恐惧、惊吓、疼痛、饥饿、疲劳、环境高温、失血等。

（2）在发病之前，常有先兆症状，如头晕、视物模糊、面色苍白、出冷汗等，而后突然发生昏仆，不知人事，呈一时性，"移时苏醒"，发病时常伴有恶心、汗出，或伴有四肢逆冷。

（3）醒后可有头晕、疲乏、口干等症状，但无失语、瘫痪等后遗症。

（4）心电图、脑电图、脑干诱发电位、颅脑 CT、颅脑 MR 等检查有助于疾病诊断和鉴别诊断。

2. 鉴别诊断

（1）眩晕：以头晕目眩，视物旋转不定，甚则不能站立，耳鸣，但无昏仆、不知人事等神志丧失表现，可以鉴别。

（2）急惊风：儿童常见，多在外感温热病过程中，突发神志不清、全身或局部肌肉抽搐，必有相关外感热病的临床表现，尤其多发生于突起高热或高热持续不退时，可资鉴别。

（3）癫痫：临床常见，发作时突然昏仆，不省人事，一般发作时间较短，且发作时常伴有抽搐、口吐涎沫、两目上视等症状。常反复发作，每次症状均相类似，缓解苏醒后一如常人。脑电图等检查有助于鉴别。

（4）昏迷：为多种疾病发展到一定阶段时出现的危重症。一般来说起病至昏迷有一临床过程，先轻后重，由烦躁、嗜睡、谵语渐次发展，一旦昏迷后，持续时间一般较长，恢复较难，苏醒后原发病仍然存在。

【辨证论治】

1. 辨证要点

（1）辨病因：厥证的发生，常有明显的病因可寻。如气厥虚证，多平素体质虚弱，厥前有过度疲劳、睡眠不足、饥饿受寒等诱因；血厥虚证，则与失血有关，常继发于大出血之后；气厥、血厥实证，多形体壮实，而发作多与精神因素密切相关；痰厥好发于恣食肥甘、体丰湿盛之人；食厥多发于暴食之后；暑厥多在夏季久曝烈日、身居酷热闷热之处或高温下活动之时出现。

（2）辨虚实：厥证辨证之关键在于辨虚实。厥证见症虽多，但概括而言，不外虚实二证。实证者表现为突然昏仆，面红气粗，声高息促，口噤握拳，或喉中痰涎壅盛，或身热谵妄，舌红苔黄腻，脉洪大有力。虚证者表现眩晕昏厥，面色苍白，声低息微，口开手撒，或汗出肢冷，舌胖或淡，脉细弱无力。

（3）辨气血：厥证以气厥、血厥为多见，与成人不同，儿童厥证以虚证为主，其中尤以气厥、血厥之虚证在临床上时有发生，实证少见，需注意鉴别。气厥虚者，多由元气素虚，骤遇惊恐，恐则气下，清阳不升，或因饥饿、劳倦、紧张、吐泻大伤气阴，一时气机不相顺接，则眩晕昏仆发厥；血厥虚者，常发生于外伤失血、吐血、衄血、便血等血证，或大吐下之后，或少女暴崩之后，突然昏厥。

2. 治疗原则

厥证乃危急之候，须及时救治为要，醒神回厥是主要的治疗原则，具体治疗时，需区分其虚、实不同而救治。

虚证：急以救逆而醒神，再以益气、回阳、补血等法补虚。适用于元气亏虚、气随血脱、精竭气脱之厥证。通过补益元气、补血存阴、回阳救逆而恢复气机运行能力。对于失血过急过多者，还应配合止血、输血，以挽其危。不可妄用辛香开窍之品，以免更伤正气。

实证：开窍、化痰、辟秽而醒神。开窍法是救治急症的独特疗法之一，适用于邪实窍闭之神昏证，以辛香走窜的药物为主，具有通关开窍的作用。通过开泄痰浊闭阻，温通辟秽化浊，宣窍通利气机而达到苏醒神志的目的。在剂型上应选择丸、散、气雾、含化以及注射之类药物，宜吞服、鼻饲、注射。针刺疗法用于急救，有方便、快速之功。开窍法系急救治标之法，苏醒后应按病情辨证以祛邪安正治疗。

3. 证治分类

（1）气厥

实证

证候　由情志异常、精神刺激而发作，突然昏倒，不知人事，面青唇白，或四肢厥冷，呼吸气粗，口噤拳握，舌苔薄白，脉伏或沉弦。

辨证　本证由情志刺激过甚，肝气横逆，气机上冲，壅塞心胸，阻闭清窍所致。以受较强精神刺激后，如争吵、受责骂等，突然昏倒，不省人事，移时即醒为辨证要点。多见于气郁质儿童。

治法　急则开窍醒神，继以顺气开郁。

方药　通关散取嚏以救急；继以五磨饮子加减。"急则治其标"，常用通关散以救急，通关散搐鼻取嚏，通关开窍，急救催醒。通关散以猪牙皂辛温开窍，细辛、鹅不食草走窜宣散，合用以通诸窍。继用五磨饮子加减治本，常用沉香降气散郁结；乌药解郁顺气；槟榔坠气破滞；枳实破气消积；木香升降诸气。

头晕而痛、面赤燥热者，加钩藤、石决明、磁石等平肝潜阳；喉中痰鸣、痰涌气塞者，加胆南星、浙贝母、莱菔子、竹沥等涤痰清热；醒后哭笑无常、睡眠不宁者，加茯神、远志、酸枣仁等安神宁志。

由于本证发作者有明显的情志精神因素，且部分患者既往有类似发作病史，因此平时可服用柴胡疏肝散、逍遥散之类方药，理气解郁，调和肝脾。

虚证

证候　发病前有明显的情绪紧张、恐惧、疼痛、饥饿或站立过久、久蹲急起等诱发因素，发作时眩晕眼花，面色苍白，汗出肢冷，继之昏仆，呼吸微弱，舌质淡，脉沉细微。

辨证　本证由体质虚弱，元气素虚，骤遇惊恐、疼痛、紧张，气机逆乱，清阳不升，或因饥饿劳倦，一时气机不相顺接，清窍失养而发厥。以昏仆前伴眩晕、面色苍白、汗出肢冷、呼吸微弱为辨证要点。

治法　急则醒神补气，缓以健脾益气。

方药　急则以生脉注射液或独参汤治之；继用补中益气汤加减。本证轻者可迅速自我醒转，不醒者可予掐揉人中等急救处理，醒后予平卧休息，疲劳、头晕眼花者，可予糖水、饼干等喂服充养水谷之气。经简单处理精神未复，有条件者可用生脉注射液等滴注，以补气醒神。久病大虚者，可用独参汤灌服固脱救逆。缓则治其本，继用补中益气汤加减调养，常重用炙黄芪补益中气；人参健脾益气；白术健脾燥湿助运；炙甘草补中益气，调和诸药；陈皮理气健脾；当归补血和血，以利中气化生；大枣补中益气；生姜温中开胃；柴胡、升麻升清举陷。

汗出多者，加煅龙骨、煅牡蛎收敛止汗；心悸不宁者，加远志、柏子仁、酸枣仁等养心安神；食少纳呆、腹胀者，加焦山楂、六神曲消食。心脾两虚者，用归脾丸加减。平素亦可常用香砂六君子丸、归脾丸、补中益气丸等中成药调理，健脾和中，益气养血，增强体质，预防复发。

（2）血厥

实证

证候 平素易发眩晕，多因急躁恼怒、如厕努责等而发，突然昏倒，不知人事，牙关紧闭，面赤唇紫，舌黯红，脉弦有力。

辨证 本证儿童少见，可见于特殊禀赋儿童，素体肝阳亢盛，因暴怒伤肝，怒而气上，或努责气逆，血随气升，气血并走于上，清窍壅塞而突然昏仆发厥。以平素急躁恼怒、眩晕等肝阳亢盛证候，因精神刺激或用力突发昏仆、移时即醒为辨证要点。

治法 急则醒神开窍，继以活血顺气、降逆。

方药 急则以清开灵注射液静脉滴注，继以通瘀煎加减治之。本证气血并逆于上，清窍壅塞，轻者可自行醒转，重者先用清开灵注射液静脉滴注，以开其闭；或以苏合香丸、玉枢丹之类灌服亦可。继用通瘀煎加减调治，常用当归尾活血通络，红花、山楂活血散瘀，乌药、青皮、木香、香附等顺气开郁，泽泻泄肾中相火，石决明、钩藤、牛膝平肝潜阳。

急躁易怒、面红目赤者，加菊花、牡丹皮、栀子清肝泻火；口渴、不寐、舌红苔少、眩晕头痛者，加生地黄、枸杞子、珍珠母滋阴养肝。

虚证

证候 因失血过多，继以劳倦、情志波动而发，突然昏厥，面色苍白，口唇无华，四肢震颤，自汗肢冷，目陷口张，呼吸微弱，舌质淡，脉芤或细数无力。

辨证　本证由慢性持续出血、大失血或大汗吐下之后，营血俱损，脑海失养而昏厥。以伤阴亡血后面色苍白、口唇无华、神疲乏力、突发昏仆为辨证要点。

治法　补气养血。

方药　急则用独参汤灌服，继用黄芪补血汤加味。独参汤即重用一味人参，大补元气，所谓"有形之血不能速生，无形之气所当急固。"亦可用人参注射液、生脉注射液之类静脉滴注。同时对失血过多者，应及时止血并采取输血措施。缓解后继用黄芪补血汤加味调治，常重用黄芪大补元气；当归补血养血；少加肉桂温养气血。

自汗肤冷、呼吸微弱者，加附子、干姜温阳救逆；口干少津者，加麦冬、沙参养阴；心悸少寐者，加龙眼肉、酸枣仁养心安神。

（3）暑厥

证候　发于暑热夏季，多在烈日下玩耍、劳作，大汗后疲倦，突然昏仆，或壮热，面红目赤，眩晕头痛，舌红干，脉洪数。

辨证　本证以夏季受暑后突然昏仆为特征。

治法　急则开窍醒神，继以清暑益气。

方药　急以清开灵注射液静脉滴注，或紫雪丹口服，继用白虎加人参汤加减。

首先将患者迅速移至阴凉通风之处，平卧避暑，轻者即可苏醒；重者予吸氧，输液，采取有效措施降温。用清开灵注射液静脉滴注，或灌服紫雪丹之类以开窍醒神。继而用白虎加人参汤调治，常用党参（人参）益气生津；白虎汤清热解暑；生地黄清热生津。

【**其他疗法**】

1. 中药成药

（1）生脉注射液：每支 25mL。用量 1mL/（kg·d），加入 5% 葡萄糖注射液 100～250mL 稀释，静脉滴注。1 日 1 次。用于气厥虚证、血厥虚证之重症。婴幼儿禁用。

（2）清开灵注射液：每支 2mL。用量 0.5～1mL/（kg·d），最大剂量不超过 20mL，以 10% 葡萄糖注射液 10mL 稀释清开灵注射液 1mL 的比例，静脉滴注，滴速以每分钟 20 ～ 40 滴为宜，1 日 1 次。用于血厥实证及暑厥重证。婴幼儿禁用。

（3）醒脑静注射液：每支 10mL。用量 0.3 ～ 0.5mL/（kg·d），最大剂量不超过 20mL，用 5% ～ 10% 葡萄糖注射液或 0.9% 氯化钠注射液 100 ～ 250mL 稀释后静脉滴注，1 日 1 次。用于血厥实证及暑厥重证。

（4）紫雪丹：每瓶 1.5g。周岁小儿每服 0.3g，每增 1 岁，递增 0.3g，最大量 1.5g，1 日 1 次。用于暑厥重证。

（5）十滴水：每支 5mL。每服 2 ～ 5mL。用于暑厥轻证。

2. 单方验方

细辛、石菖蒲适量，研末，取少许吹鼻取嚏。用于厥证属实证者催醒。

3. 针灸疗法

针刺百会、人中，醒脑开窍，治厥以促苏醒。

4. 指针疗法

一旦厥病发生，首先可用指甲掐人中，促其苏醒，简单易行。

【防护康复】

1. 预防

（1）加强锻炼，循序渐进，量力而行，增强体质。

（2）注意素质教育，陶冶情志，避免精神刺激。

（3）注意饥饱适度，不暴饮暴食，不饥饿过度。防止药物、食物、煤气等中毒。

（4）小儿厥证大多较轻，经救治较易清醒，预防厥证再发是重点。

2. 调护

（1）对已发生厥证者，要加强护理，放平身体，密切观察病情的发展、变化，采取相应措施救治。

（2）患儿苏醒后，要消除其紧张情绪，针对不同的病因予以不同的饮食调养，如暑厥宜给予清淡饮食，并多进食新鲜水果或果汁。

（3）忌食辛辣香燥之品，以免助热生痰，加重病情。

3. 康复

（1）体弱儿童日常注意调养身体，可采用食疗、药疗等方法。

（2）出现发厥先兆表现，如眩晕、冷汗、乏力等，及时采取预防措施，如坐蹲平卧休息、饮热糖水、转移注意力等。

（3）根据身体条件，适度锻炼，预防和减少发厥。

【审思心得】

1. 循经论理

厥证是以突然发生一时性昏倒，不知人事，或伴有四肢逆冷为主要临床表现的一种急性病证。病情轻者一般在短时间内即可苏醒，醒后无偏瘫、失语及口眼㖞斜等后遗症；病情重者，则昏厥时间较长，甚至一厥不复而导致死亡。

我国在《史记·扁鹊仓公列传》已有记载，扁鹊以针刺三阳五会（百会）穴治疗虢国太子"尸厥"，这是我国儿科急症医学的早期记载。《伤寒论·辨厥阴病脉证并治》说："凡厥者，阴阳气不相顺接，便为厥。厥者，手足逆冷是也。"指出了厥证的基本病机及临床主症。

小儿厥证主要包含西医学的自主神经介导的反射性晕厥、代谢性疾病引起的晕厥（低血糖、电解质紊乱、贫血等）和精神性假性晕厥。晕厥是临床常见症状，也是儿科常见急症之一，而以晕厥或晕厥先兆作为主诉或者唯一症状甚至反复发作病史的患儿成为临床诊疗的难点。反复发作的晕厥不仅会给患儿及家长心理上造成很大压力，而且会造成社会医疗经费的不必要开销。儿童晕厥时间一般较短，经救治多可醒转，故查找晕厥的病因和预防再发是防治的重点。

中医历代文献对厥证论述丰富，厥的含义和范围广泛，概括起来可分为两类表现：一种是指突然昏倒，不知人事；另一种是指肢体和手足逆冷。本节厥证所论范围是以内伤杂病中具有突然发生的一时性昏倒、不知人事为主症，或伴有四肢逆冷表现的病证。

中医学认为厥证的发生主要是气机逆乱，升降乖戾，气血阴阳不相顺接，清窍失荣所致。《类经·厥逆》说："厥者，逆也。气逆则乱，故忽为眩仆脱绝，是名为厥。愚按：厥证之起于足者，厥发之始也。甚至猝倒暴厥，忽不知人，轻则渐苏，重则即死，最为急候。"厥证病因又与情志失调密切相关，如怒、郁、悲、惊、恐等情志变动，加之小儿神气怯弱、形气未充，七情失调难以自平，正如《温病条辨·解儿难》所云："小儿但无色欲耳，喜怒悲恐较之成人更专且笃，不可不察。"七情过激则影响气机运行，轻则气郁，重则气逆，逆而不顺则气厥。气盛有余之人，骤遇恼怒惊骇，气机上冲逆乱，清窍壅塞而昏倒为厥；素来元气虚弱之人，陡遇恐吓，清阳不升，或突然耗伤元气，神明失养而昏仆发厥。所幸者，小儿眩晕、消渴、胸痹、心悸诸疾发病率相对较低，厥证多发过如常，预后一般相对较成人为好。

厥证的发生与脏腑功能、气机失调有直接关系。气的升降出入，是气运动的基本形式，维持人体的正常生理功能，气机失调则气的升降出入不流畅而气机逆乱。由于情志、饮食、外邪而致气的运行逆乱，若痰随气升上扰清窍则成痰厥；若食滞中焦，胃失和降，脾不升清，清窍失养则成食厥；若暑热耗气伤阴，或暑热冲心则发为暑厥。气为阳，血为阴，气与血、阴、阳相随，互为资生，互为依存，气血的病变也是互相影响的。素有肝阳偏亢，遇暴怒伤肝，肝阳上亢，肝气上逆，血随气升，气血逆乱于上，则发为血厥实证；若体位变更，血上荣脑府骤减，或者血证失血较多，血脱气无以附，气血不能上达清窍则昏不知人，发为血厥虚证。

小儿厥证以虚证为主，又可分为气厥虚证和血厥虚证。气虚发厥多见于体弱小儿，发前多有劳倦、饥饿、紧张、病后体虚等诱因，突发昏仆，常移时即醒，去除诱因后如常人，无少气懒言、面色苍白、肢麻等不适；血虚发厥，发前多有面色苍白、气短乏力、胸闷肢麻表现，在劳倦、饥饿、运动等情况下突发昏仆，醒转后神疲乏力、面色苍白、少气懒言不解。可资鉴别。

2. 证治有道

小儿厥证发时急以醒神回厥，去除危险因素，防止意外，醒后视虚实之各异而治之，调和气血，平衡阴阳为原则。同时注意做好调护，预防再次发厥是重点。

临床上小儿最常见的厥证为气厥，气厥又可分为实证和虚证两类。《景岳全书·厥逆》载："气厥之证有二，以气虚、气实皆能厥也。气虚卒倒者，必其形气索然，色清白，身微冷，脉微弱，此气脱证也……气实而厥者，其形气愤然勃然，脉沉弦而滑，胸膈喘满，此气逆证也。"气厥之实证表现为健康儿童因情志过激，突然昏倒，不知人事，呼吸气粗，口噤握拳，苏醒后除头晕、乏力等症状外，无后遗症。多发生在站立的情况下，可有头晕、眼前发黑、面色苍白等先兆表现。病机为情志过激，气机逆乱，阴阳气不相顺接，清窍失荣或冲气夹痰浊上扰清窍而发厥。"急则治其标"，轻者平卧即可很快缓解，可予指掐人中醒神开窍。有条件者可用通关散搐鼻取嚏，通关开窍，急救催醒。苏醒后情绪平稳者，予情志缓解即可。醒后情绪激动、抑郁、心烦者，继用五磨饮子加减调治，常用沉香降气散郁结；乌药解郁顺气；槟榔坠气破滞；枳实破气消积；木香升降诸气。头晕而痛、面赤燥热者，加钩藤、石决明、磁石等平肝潜阳；喉中痰鸣、痰涌气塞者，胆南星、浙贝母、莱菔子、竹沥等涤痰清热；醒后哭笑无常、睡眠不宁者，加茯神、远志、酸枣仁等安神宁志。本证发作者有明显的情志精神因素，且部分患者既往有类似发作病史，性格多偏执，遇事极易情志过激。故平时可服用柴胡疏肝散、逍遥散之类方药，理气解郁，调和肝脾，调理脏腑，增强抗负面情志刺激的能力。同时要注意平日的教育方式不要过激，避免给儿童过强的精神刺激，以免气厥的反复发作。

气厥之虚者，多由体虚瘦弱，元气素虚，骤遇惊恐、疼痛、紧张，气机逆乱，清阳不升，或素体健康，因饥饿劳倦，加之精神刺激，一时气机不相顺接，清窍失养而发厥。发厥前多有头晕眼花、冷汗、视物模糊、四肢乏力等先兆，骤然昏仆，面色苍白，呼吸微弱，出汗肤冷。轻者倒地可迅速苏醒，或平卧渐醒，往往有四肢无力、头晕、眼花表现，可予喂服热糖水、糖饼类充养正气。经简单处理未复者，有条件时可用生脉注射液静脉滴注，或独参汤灌服以补气醒神，再不应者，需细查有无中风之虞。苏醒后予补中益气法调治，代表方为补中益气汤。常重用炙黄芪补益中气；党参健脾益气；白术健脾燥湿助运；炙甘草补中益气，调和诸药；陈皮理气健脾；当归补血和血，以利中气化生；大枣补中益气；生姜温中开胃；柴胡、升麻升清举陷。汗出多者，加煅龙骨、牡蛎收敛止汗；心悸不宁者，加远志、柏子仁、酸枣仁养心安神；食少纳呆、腹胀者，加焦山楂、六神曲消食。心脾两虚者，用归脾丸加减。平素亦可常用香砂六君子丸、归脾丸、补中益气丸等中成药调理，健脾和中，益气养血，增强体质，预防复发。在病后体虚、饥饿时，注意及时休息、不参加剧烈活动、不久站久立，常可预防气厥虚证的发生。

儿童血厥之虚证，临床亦时可遇见。常见于各种血证后亡血，特别是小儿便血（胃肠道出血）日久，不易发现，常以头晕、疲倦、乏力、面色苍白为表现，不易为家长觉察，亦可有黑便，但常不能引起儿童重视，往往昏仆发厥就医才被诊断。病机为失血过多，气随血脱，气血亏虚，加之劳倦耗气，或情志波动，气机失调，清阳不升，清窍失养。表现为突然昏厥，面色苍白，口唇无华，四肢震颤，自汗肢冷，目陷口张，呼吸微弱，舌质淡，脉芤或细数无力。轻者很快苏醒，仍有全身无力、面色苍白、汗出等证候。可急用独参汤灌服以补气摄血。继用黄芪补血汤加味调治，常重用黄芪大补元气；当归补血养血；少加肉桂温养气血。自汗肤冷、呼吸微弱者，加附子、干姜温阳救逆；口干少津者，加麦冬、沙参养阴；心悸少寐者，加龙眼肉、酸枣仁养心安神。失血较多者，亦可用生脉注射液之类静脉滴注补气生血。同时对急性失血者，应及时止血，有必要时采取输血措施。平素体健儿童，若逐渐出现头晕眼花、易累乏力、面色苍白时，要警惕（胃肠道）慢性失血导致的血虚，及时检查诊断，预防血厥虚证的发生。

血厥之实证，偶见于素体肝阳亢盛儿童，七情过激导致肝阳挟气血上冲清窍而发厥；或见疾病过程中肝阳上冲所致。暑厥之轻者，亦较为多见，由暑季在烈日下玩耍、运动，大汗后气阴两虚，暑热乘虚内扰心神，或阻滞气机运转，清窍失养而发病，症见突然昏仆，冷汗肤凉，呼吸微弱，多有头晕眼花、视物模糊等先兆，多在久立不动的情况下，或久蹲起立时发生，治疗按气厥之虚证救治法。暑厥重者伴壮热不退，面红目赤，眩晕头痛，肢体抽搐，舌红干，脉洪数，按急惊风、暑温等病辨证治疗。

小儿晕厥发生，特别是反复发作者，应到医院全面检查，积极寻找病因，以防特殊原因引起的晕厥，如心源性晕厥，避免耽误治疗。

第九章

智能迟缓

【概述】

智能迟缓是指在发育期内，智能发育水平明显低于同龄水平，同时伴有思维、社会和实践三大领域中认知功能损害和社会适应能力缺陷的一种小儿发育障碍性疾病。临床表现为运动、语言、理解力、观察、分析、想象、思维、学习、记忆及社会适应能力等神经精神的发育速度缓慢，以及多方面能力不能达到同龄正常水平。又称智力低下、精神发育迟滞、智能发育不足、弱智等，严重者古代称为痴呆。该病是发育残疾中对儿童身心健康危害较重而且较常见的疾病之一。

有关于智能迟缓的论述，古医籍中多以"五迟五软""痴呆""胎弱""胎怯"等病来阐述。形体发育正常，学习困难，难以教育，社会适应不良、心理与情绪障碍为主，属于中医学"呆病""痴呆"的范畴；语言发育迟缓为主者，属于中医学"语迟"；出生后不久出现智力发育迟缓者，属中医学"胎弱""胎怯"范畴。其病因古人多责之先天禀赋不足，如《张氏医通·婴儿门》云："皆胎弱也，良由父母精血不足，肾气虚弱，不能荣养而然。"《活幼心书·五软》云："爰自降生之后，精髓不充，筋骨痿弱，肌肉虚瘦，神色昏慢。"《小儿卫生总微论方·五气论》认为与心气有密切关系，其曰："心气怯者，则性痴而迟语。"

由于本病系先天精髓失充，精明之府空虚，或痰浊阻滞脑络，颅脑内伤，神明受累而致，目前还属于疑难痼疾，尚没有改善智能的理想药物。通过中药、针灸、推拿、教育和训练可以在不同程度上提高患儿生活自理的能力，增强其独立性，学会与人交往和改善适应社会生活的能力。

【病因病机】

智能迟缓的病因复杂，涉及社会、心理、生物学因素。现已查明造成智能迟缓的病因多达数百种，尚有很多病例的病因仍欠明了。中医学可把本病的病因大致分为先天因素和后天因素两类。

先天因素多为父母精血虚损，或孕期调摄失宜，精神、起居、饮食、药治不慎；

或孕母罹患疾病后损伤胎元之气；或年高得子，或堕胎不成而成胎者。均可使胎儿禀赋不足，降生之后精气不充，精明之府未能得到充养，脑髓发育不全而成心智低下。后天因素主要有分娩时难产、产伤，使颅内损伤脑府受损；或胎盘早剥、脐带绕颈、娩出后窒息，或早产、低出生体重儿、中毒；或系温热病程中因邪毒内陷心肝造成脑府发育受损，影响机体和智能的发育。

1. 肝肾亏损

肾气不足，骨髓空虚，大脑失充，则意志、毅力、意识、思维、动作皆无所本而智力迟钝，目无神采，神思涣散，动作迟缓笨拙。肝血不足，魂不守舍，血不养脑，神志失聪，谋虑失常，筋弱不能束而立迟、行迟。

2. 心脾两虚

心主血、主神明。若先天心气禀受不足，后天心血失于充养，则神机不利，精神离散，智力不足，语言发育迟缓。脾为后天之本，脾虚失运，生化乏源，气血亏虚，不能上荣于心，神失所养，智识不开，思维迟钝，意志不明，心神恍惚，甚至肢体萎软，站立行走皆差于正常同龄儿童。

3. 脑髓空虚

脑为髓海，脑之神明依赖髓之荣养。脑髓充足则脑力旺盛，反应灵敏。先天不足，大病久病，正气大伤，脑髓失于充养，髓海空虚则神无所依，智力低下，记忆丧失，应人、应物能力低下。

4. 痰瘀阻窍

因产伤、外伤等原因损伤脑髓，瘀阻脑内，或热病后痰火上扰，痰浊阻滞，蒙蔽清窍，使窍道不通，心脑神明失主，为痰浊所蒙，肢体活动失灵。若痰浊瘀血阻滞心脉脑络，也可使元神无主，心窍昏塞，神识不明而失聪。

总之，小儿智力迟缓的病因病机较为复杂，往往数因兼有，数脏合病。一般说来，脑病（包括遗传变性）以及原因不明的先天因素，染色体病可归属于先天不足，病多在肝肾脑髓；代谢营养因素所致者病多在肝脾；不良环境、社会心理损伤，伴发精神病者病多在心肝，感染、中毒、损伤、物理因素所致者，又多属于痰浊瘀血为患。

【临床诊断】

1. 诊断要点

智能迟缓的诊断标准有 3 条，缺一不可。

（1）智力功能明显低于平均水平，即智商（IQ）低于人群均值的 2 个标准差，一般在 70 分以下。

（2）存在认知功能损害与适应能力缺陷。

（3）症状出现在发育早期。

程度分型：按智商评估高低可将智力迟缓分为 4 型：①轻型：智商 50～70 间，相当于均值以下 2～3 个标准差，并有轻度适应缺陷。②中型：智商 35～50 间，相当于均值以下 3～4 个标准差，有中度适应缺陷。③重型：智商低于 35，相当于均值以下 4～5 个标准差，有重度适应缺陷。④极重型：智商 20 以下，适应行为有严重缺陷。

临床应用时，也可将上述 4 型分为轻重两型。轻型智商在 50～70 间，严重型智商在 50 以下，包括中、重、极重 3 型。极重型西方称白痴，中医古称痴呆，预后不佳。

2. 鉴别诊断

（1）发育延迟：包括运动发育落后、言语发育落后、视觉发育落后和听觉发育落后等。有些儿童在生后数周或数月内发育落后，但随后能追上正常。

（2）脑性瘫痪：指出生前到生后 1 个月内由各种原因所致的非进行性脑损伤，症状在婴儿期出现，主要表现为中枢性运动障碍及姿态异常。由于脑性瘫痪表现有运动发育落后，通常易误诊为智力低下，但脑性瘫痪同时还伴有肌张力异常、反射异常和主动运动减少，且智力发育可以正常。但有 25%～80% 的脑性瘫痪患儿合并有智力低下。

（3）孤独症谱系障碍：2 岁半以前发病，75% 以上有智力低下，孤独表现（社会交往困难），言语困难（言语发育迟缓），有刻板动作，对非生命的物体有特殊依恋。

（4）健忘：以记忆力差，记忆力减退，遇事善忘，与年龄认知、记忆能力不符为特点。但认知、理解能力正常，对日常生活不构成障碍。

【辨证论治】

1. 辨证要点

（1）辨先天后天：出生后渐现病态者多属先天禀赋不足，肝肾亏虚；生后正常，大病久病、温热病后、有外伤史出现病态者多属后天失养，痰滞血瘀。

（2）辨脏腑病位：本病与心、脾、肾、肝有关，尤与脑髓关系最为密切，脑髓又归属于肾。一般说来，兼有行迟者多系肝肾亏损；语迟者多系心血不足；神情呆钝，反应迟滞，智识不开者多属心肾不足；形体消瘦，四肢软弱者多属脾；烦躁不安，神志失常者多属肝。

（3）辨虚实：以虚证为多，病初也有部分实证。先天因素者以虚证为主，后天因素者初起实证为多，后多为虚中夹实证，病久又以虚证为主。

2. 治疗原则

先天为病者重在补虚益智，填精养髓，可用滋肝肾、益肾精、补脑髓、健脾气、养心血、开智慧等法，以冀智力的提高。后天为病者多从祛邪着手，常取开窍通脑、活血通络、涤痰化浊等法，邪衰宜扶正祛邪并施，长期守方常服。也可将效方制成蜜丸或膏剂，以半年为1个疗程，可重复2～3个疗程。注意尽可能早期治疗，同时配合针灸、推拿、教育及训练等综合治疗，方能取得一定的疗效。

3. 证治分类

（1）肝肾亏虚，髓海不足

证候 智力迟钝，目无神采，发育迟缓，抬头、匍匐、坐、爬、站、走及说话等动作语言发育均明显迟于正常同龄小儿，日久出现两目干涩、筋骨痿软、懒以动作、反应迟钝等症。舌淡红，苔少或光剥，脉细弱、尺脉尤著。

辨证 本证多见于先天愚型和某些智力低下儿，婴儿甲状腺功能低下症、脑白质营养不良等退行性脑病及出生后脑损伤等。以筋骨萎软、发育迟缓，特别是智力发育迟缓为特征。本证若出现于婴幼儿时期，易误诊为佝偻病，但佝偻病智力如常，经适当治疗，近期即会明显好转。此外，若后天久病亏损者，可因脾虚气弱日久转化而成。

治法 滋补肝肾，强筋填髓。

方药 补肾地黄丸加减。常用熟地黄补肾填精；山茱萸补肝肾、益精髓；山药平补肺脾肾三脏；茯苓健脾渗湿；牛膝利腰膝、填骨髓；枸杞子滋补肝肾；菟丝子益气强阴、补髓添精；补骨脂补肾壮阳；巴戟天补肾助阳；鹿茸补肾阳、益精血、强筋骨。

肾阳不振、命门火微者，加肉苁蓉、淫羊藿、杜仲温补肾阳；立迟、行迟者，加鹿角霜、紫河车强筋壮骨；语迟者，加石菖蒲、远志化痰开窍。

（2）心血不足，神失所养

证候 神情呆滞，智力迟钝，不哭不闹，语迟，甚则只能无意识发音，不能用语言表达意思，或语言含混不清，词不达意，极不流利，兼见面黄少华，或㿠白无华，唇舌指甲色淡，发稀黄等，舌淡红，苔少，脉缓弱。

辨证 本证多为久病体弱，或代谢性疾病及某些脑炎后遗症，以语言的发育迟缓为主要特征。心之声为言，心赖血充。言语障碍，多因心血不足，舌窍不利，可根据病史辨别其系先天胎禀不足所致，抑或后天抚养不当，疾病耗伤心血，环境不良，接触交流不够而成。

治法 补血养心，益智开窍。

方药 菖蒲丸合人参养荣汤加减。常用太子参（党参，人参）补气、黄芪补气生津；炒白术健脾助运；茯苓健脾渗湿；益智仁补脾益智；当归补血；炒白芍补血柔肝；熟地黄补肾填精；远志化痰开窍；麦冬养阴清心；石菖蒲益智醒神、豁痰开窍；龙眼肉、大枣补心脾、益气血。

纳少便溏者，加山药、焦山楂、鸡内金健脾助运；涎多不能自收者，加诃子、肉桂、芡实温补脾肾摄涎；先天肾气不足者，加补骨脂、杜仲、鹿茸温补肾阳以助命门之火。

（3）心肾两虚，神志失聪

证候 智力不全，形貌笨拙，反应迟钝，神情默默，举止粗鲁，动作发育迟缓，细动作不灵敏而又欠协调，学习困难，成绩低劣，接受教育能力差，但生活尚能勉强自理，舌淡红，苔薄，脉细软。

辨证 本证因先天禀赋不足，脑髓空虚，气血不能上承于脑，神志失养，智识不开所致。以形体的发育一般尚可或接近正常，而智力的发育日显差异为证候特点，应及早发现，尽快图治。

治法　补心养血，益肾生精。

方药　河车八味丸加减。常用紫河车滋补精血虚损；熟地黄填精；茯苓健脾渗湿；山药平补肺脾肾三脏；牡丹皮佐以泻相火；当归补血；麦冬养阴清心；石菖蒲益智醒神、豁痰开窍；益智仁温脾暖肾；肉桂补火助阳；鹿茸补肾阳、益精血、强筋骨。

夜眠不宁，惊叫啼哭者，加龙骨、牡蛎、磁石、夜交藤镇心安神；伴有行动障碍者，加牛膝、续断、杜仲、木瓜祛风胜湿，强筋骨。

（4）痰浊蒙蔽，心窍失灵

证候　失聪失语，反应迟钝，意识不清，动作不由自主，或肢体强硬，或行动不便，或吞咽困难，口流痰涎，喉间痰鸣，舌淡红，苔腻，脉滑。

辨证　本证多见于病毒性脑炎、中毒性脑病后遗症及先天性脑缺陷，以痰湿内盛为主要兼证，痰浊湿邪蒙蔽清窍，痰火内扰心神，均可导致心智损伤。

治法　涤痰泄浊，醒神开窍。

方药　温胆汤加味。常用半夏燥湿化痰；陈皮理气健脾、燥湿化痰；茯苓健脾渗湿；浙贝母、竹茹清热化痰；枳实消积化痰；石菖蒲益智醒神、豁痰开窍；远志化痰开窍；龙齿镇惊安神；琥珀粉（冲服）镇惊安神祛瘀；甘草调和诸药。

肥胖多痰，胸闷脘痞者，加天竺黄、胆南星、泽泻豁痰开窍；兼瘀血内阻者，酌加桃仁、红花、川芎、当归、丹参活血化瘀。

本证有心火偏旺，肝火内扰者也可用泻心导赤散合珍珠散化裁。药用生地黄、黄连、麦冬、茯神、当归、大黄、珍珠粉（冲服）、羚羊角粉（冲服）、甘草等。

（5）瘀阻脑络，神明失聪

证候　神情麻木，反应迟钝，时作惊叫，动作延迟，语言謇涩，或关节强硬，肌肉软弱，或有癫痫发作，舌下紫络显露，舌上有瘀斑瘀点，苔腻，脉沉涩不利。

辨证　本证多有颅脑产伤或外伤史。初起症状不著，日后若有躁动尖叫、呕吐等症者需及早辨明，日久发育迟缓之象毕露则易成痼疾。瘀痰交阻脑府，阻碍气血，脑失其养是导致本证的关键。

治法　活血化瘀，通络开窍。

方药 通窍活血汤加减。常用药：麝香芳香走窜，开通诸窍，和血通络；赤芍活血化瘀；川芎活血行气；桃仁、红花、丹参活血化瘀；郁金行气化瘀散郁；葱白宣通阳气；生姜、大枣调和营卫。

麝香难求者，重用石菖蒲、白芷，或九香虫代替；大便干结色黑、腹痛者，加熟大黄、郁李仁泻腑通便；抽搐、躁动者，加天麻、钩藤、龟甲、牡蛎平肝潜阳，祛风止痉。并发癫痫者，可在此方基础上适加天麻、全蝎、僵蚕、蜈蚣、石菖蒲等以祛风止痉，通络开窍；面赤舌红者，加牛膝引火下行；久病气血不足者，加当归、生地黄、党参、黄芪补气养血；血瘀日久，症状难消者，可加水蛭，或用膈下逐瘀汤以破血逐瘀。

【其他疗法】

1. 中药成药

（1）六味地黄丸：每丸9g。每服3～6g，1日2～3次。连服3～6个月。用于肝肾亏虚，髓海不足证。

（2）河车大造丸：每丸9g。每服3～6g，1日2次。连服3～6个月。用于肝肾亏虚，髓海不足证。

（3）天王补心丹：每丸9g。每服3～6g，1日2～3次。连服3～6个月。用于心肾两虚，神志失聪证。

（4）孔圣枕中丸：每丸9g。每服3～6g，1日2次。连服3～6个月。用于阴虚火旺，痰浊蒙窍证。

2. 单方验方

紫河车烘干，研粉内服，每服1～2g，1日2～3次。用于肝肾亏虚，髓海不足证。

3. 食疗方药

兔脑猪髓汤：兔脑髓2个，猪脊髓50g。洗净，同煮熟，加盐、葱、姜、味精调味食之。

4. 针灸疗法

（1）头针：主穴：①四神聪、百会、本神、脑户、风池。②百会、四神聪、神庭、本神、头维、脑户、风池。③智三针、颞三针、四神聪、百会。④轻度智力障碍者可选用"智七针"（神庭、本神、四神聪）；重度智力障碍者可选用"智九针"（四神针＋额五针）。

语言障碍者，加语言Ⅰ、Ⅱ、Ⅲ区，颞前线；听力障碍者加晕听区、耳前三穴、颞后线；视觉障碍加视区、眼周穴位；精神行为障碍者加情感控制区；精细动作差者，加手指加强区；表情淡漠、注意力不集中加定神针、神庭透印堂；伴癫痫者加额中线、制癫区、天柱透玉枕、百会透四神针；平衡协调功能差者加平衡区或脑三针。

针刺方法：留针 30 ～ 120 分钟，根据病情不同选择相应行针手法。

（2）耳针：取心、肾、脾、脑干、皮质下。隔日 1 次。

（3）穴位注射：取穴足三里，丹参针或 5% 当归注射液，每次 0.3 ～ 0.5mL 穴位注射，隔日 1 次，20 日为 1 个疗程。

5. 推拿疗法

穴位：点按百会、四神聪。合并运动功能障碍者，分证论治选取相应的穴位点按。选取颊车、地仓、承浆、廉泉等穴位，运用点、按、揉等手法，具有促进吞咽、语言发育等作用。

循经推按：肝肾亏虚证推按足厥阴肝经、足少阴肾经、足太阳膀胱经、足少阳胆经；心脾两虚证推按督脉、足太阴脾经、足阳明胃经；痰瘀阻滞证推按足阳明胃经、手太阴肺经。

每日 1 次，每次 15 ～ 20 分钟。

6. 西医疗法

（1）特殊治疗用于一些先天代谢病，如甲状腺功能低下用甲状腺素，苯丙酮尿症限制饮食中苯丙氨酸，同型胱氨酸尿症补充其辅酶（维生素 B_6、B_{12}）。

（2）症状治疗：纠正缺陷，如视听障碍和癫痫的治疗等。

（3）加强教育和训练：轻型智力低下的学龄儿可在普通小学接受教育，中度智力低下需要在特殊教育的班级里学习。行为治疗应由专门人员进行。

【防护康复】

1. 预防

（1）避免高龄妇女生育和近亲结婚，做好遗传咨询和产前、围产期保健，避免滥用药物和嗜好烟酒，注意卫生、营养、环境保护。预防传染病，宣传育儿知识，提高父母文化水平，加强学前教育和早期刺激。

（2）做好新生儿遗传代谢病筛查，遗传病杂合子检测、出生缺陷监测、产前诊断、高危儿随访、学前儿童健康筛查等，早期发现可能引起智力低下的疾病，或在症状尚未显现之前做出诊断，发现问题及时治疗。

（3）已经发生疾病、损伤、缺陷以后，及早采取综合措施以减少或预防残疾。

2. 调护

（1）饮食应易于消化吸收，适量增加高质量蛋白质、高维生素的食物，如鱼、虾、蛋、豆制品等。

（2）将保健、康复、教育转向社区，减少封闭隔离状态，增加与儿童、成人的交往，以利于适应常人的社会生活。

（3）以生活为基础，以家庭为基地，将生活训练内容与游戏融合一体，在生活中随时强化。

3. 康复

（1）家庭在日常生活中坚持训练儿童的语言、运动、理解等能力，持之以恒。

（2）有步骤、有顺序、有计划的训练，不可操之过急。

（3）了解儿童智能提升的可能性和手段，配合医生，树立信心，坚持长期治疗。

【审思心得】

1. 循经论理

智能迟缓，又称智力低下、精神发育迟滞等，是指在发育期内，总的智力功能明显低于同龄水平，同时伴有思维、社会和实践三大领域中认知功能损害和社会适应能力缺陷的一种小儿发育障碍性疾病。临床表现为运动、语言、理解力、观察、分析、想象、思维、学习、记忆及社会适应能力等神经精神的发育速度缓慢，以及多方面能力不能达到同龄儿童正常水平。该病是发育残疾中对儿童身心健康危害较重而且较常见的疾病之一。中医古籍无此病名，根据临床表现不同，归属于"五迟五软""呆病""痴呆""惛塞""胎怯""胎弱"等病证。

中医学的病因概括分为先天因素和后天因素两类。先天因素多为母亲体弱多病，精气不充，或孕母罹患疾病后损伤胎元之气，或年高得子；父亲嗜烟贪酒，体弱而肾精亏虚，胎儿所受禀赋不足，脑髓生成不良，脑失充养，致婴儿出生后发育迟缓。如《奇效良方·妇人门·论形质受胎之始》所云："气形禀赋之始，此皆查默之中。禀于清者，其子聪明智能，寿而且康；禀于浊者，愚痴不寿。"后天因素为产伤、新生儿严重疾患、脑炎、脑病、癫痫等损伤脑府，或久病大病严重耗伤正气，不能充养脑府。

智能迟缓的病位主要在脑府，脑为元神之府，是智慧的源泉和物质基础。《医述·杂证汇参》云："脑为髓海，囟以卫之。小儿囟不合者，脑未满也。脑髓纯者灵，杂者钝。耳目皆由以禀令，故聪明焉。"《医林改错·脑髓说》指出："小儿无记性者，脑髓未满。"脑的功能有赖于脑髓的充足，脑髓的充足又有赖于肾精的充足。先天不足，禀赋薄弱，或久病大病及肾，肾虚精亏，难以化生和充养脑髓，脑髓空虚，神机失运，是智能迟缓的主要病理因素。产伤、外伤损伤脑络，邪毒入侵脑府，脏腑功能失调，痰瘀上犯脑府，滞于脑络不去等因素导致痰瘀交阻于脑府，神机失运是智能迟缓另一个重要的病理因素。

脑髓空虚，神机失运临床表现为各种智能活动能力不足，神情呆滞，反应迟钝，大多伴有肌肉松软无力，畏寒肢凉，神疲乏力，多汗食少，舌淡乏华，舌体偏胖，脉象细弱等肾精亏虚的临床表现。痰瘀交阻，神机失运临床表现为智力低下，神情呆滞，反应迟钝，时作怪叫，言语颠倒，举动不经；多伴口多涎沫，肌肉软弱，纳呆，或见舌下紫络显露，舌上瘀点瘀斑，苔腻，脉滑等痰瘀证候。除肾脏虚损外，心主神明，心之气血不足，神智不敏；脾主肌肉，为后天之本，脾虚则体弱肌松；肝主筋，肝虚则行迟，筋骨无力，三脏亏虚与智能迟缓也有较密切关系。

智能迟缓的辨证要点在于辨脏腑、辨虚实。在中医辨证基础上，结合西医学辨别基础疾病、辨别病情轻重，对治疗及预后判断常有较大帮助。

2. 证治有道

智能迟缓属于痼疾顽症，家长求医心切，但就现有医学水平而言，治疗效果尚未能令人欣慰。智力是一种能力，它包括从学习中获得知识并从中获益的能力，思维的能力，解决问题和适应环境变化的能力，属于认识范畴。智力决定于遗传和环境的相互作用。虽然遗传无法改变，但环境能够使智力潜能等到发展，使之在遗传决定的范围内达到可能的最高水平，这就是我们治疗干预的希望所在。

智能迟缓提倡早期干预。因为儿童智力发育有 3 个主要阶段：第一阶段在怀孕 3 个月，在母亲的庇荫下胎儿要完成 50% ~ 60% 的大脑发育；第二阶段在 6 个月 ~ 3 岁，婴幼儿完成 80% ~ 90% 的大脑发育；第三阶段在 3 ~ 6 岁，最后 10% ~ 20% 的脑部发育将在这阶段完成。因此，发展智力潜能的治疗越早越好，疗效与开始治疗的时间有着密切的关系。早期干预取决于智商测试的早期发现，目前已经有多种智测的方法可供筛选患者，如用于婴幼儿的盖塞尔（Gesell）发育诊断量表，学龄前儿童的韦氏（Wechsler）幼儿智力量表和学龄儿与少年的韦氏儿童智力量表等。其中盖塞尔发育诊断量表更值得在婴幼儿期及早应用，以早期发现智能迟缓者。

当然，可能的疗效与患儿智能迟缓的程度和基础疾病有着更密切的关联。轻型患者如果主要是家长养育方法不当引起的，经过积极干预训练，有可能逐渐追上正常儿童的发育水平，如果是先天因素产生的，则只能以生活自理，并能在将来从事简单工作为目标。中型患儿的目标是经治疗后能够生活自理。重型患儿的目标只能是掌握简单的生活自理能力，减少对护理者的依赖。极重型患儿则预后不佳，只能长期依赖别人的照护。

关于本病的治疗，目前主张采取综合方案，即中药、推拿、针灸、教育和训练的多种措施。中医医院在本病治疗方面具有实施中西医综合治疗方案的较强能力，因而有一定的优势。

智能迟缓儿童长期脏腑功能亏虚，寻求中医治疗时，往往虚象毕露，故临证治疗常先从整体调治气血阴阳，待气血壮旺后再辨脏腑、痰瘀而调治之。智能低下伴神萎、少气懒言、食少纳呆、四肢不温、面色不华等气血亏虚者，先予补气养血，调理阴阳为法。常用生晒参、西洋参、黄芪、当归、茯苓、炙甘草、熟地黄等药。生晒参性平，有大补元气、补肺益脾、生津益智之功效；西洋参性凉，有大补气阴之效；炙黄芪性温，为补中益气之要药；当归性温，为养血补血之要药；茯苓性平，用之以健脾渗湿宁心；炙甘草性平，用之以补脾益气，调和诸药；熟地黄性温，有补血滋阴、益精填髓之功效。诸药合用以大补气血，健脾养心。阳虚者，加制附子、肉桂以温阳散寒；口干、苔少者，加麦冬、石斛以养阴；元气亏虚甚者，可用红参易生晒参以增加温补之力；腹胀、苔白厚者，加枳实、苍术、炒麦芽、焦山楂以消积。

经补气养血治疗后，精神、饮食、面色改善，气血壮旺。继予补肾填精，开窍益智，佐以化痰祛瘀为法。智能迟缓是个顽证，病势缠绵，病程迁延难愈，并非单纯的虚证、实证、寒证、热证等，在漫长的疾病过程中，虚实痰瘀寒热等证彼此间相互影响，相互转化，临床常表现为虚实夹杂、本虚标实，以虚为主特征，故每以补虚为主，佐以祛邪。常用紫河车、熟地黄、枸杞子、龟甲、鹿角霜、茯苓、石菖蒲、益智仁、郁金、山药、炙甘草等药。其中紫河车、龟甲、鹿角霜、鹿角胶、鹿茸等皆属血肉有情之品，补肾填精生髓补脑力强。紫河车味甘、咸，性温，有大补气血，滋补虚损之功效。《本草分经》谓："治一切虚劳损极，大有奇效。"龟甲味咸、甘，性微寒，功效滋阴潜阳、益肾强骨、养血补心。《本草备要》称其有"滋阴益智"之功。鹿角味咸，性温，有补肝肾、益精血、强筋骨作用。鹿茸为尚未角化的幼角，药性最佳，温补力强；鹿角功似鹿茸而药力薄弱；鹿角胶兼能止血；鹿角霜为鹿角熬制鹿角胶后剩余的骨渣。临床用鹿角霜以其价廉，长期服用能减轻经济负担。龟鹿二仙胶为《医便》方，以鹿角、龟甲、人参、枸杞子熬制成膏，滋阴益肾、填精补髓力强。

此外，常用补肾药中熟地黄补血滋阴、益精填髓。《本草新编》谓："生血益精，长骨中脑中之髓。"枸杞子味甘、苦，性温，能滋补肝肾。《医学衷中参西录》谓："为滋补肝肾最良之药，故其性善明目，退虚热，壮筋骨，除腰疼，久服有益，此皆滋补肝肾之功也。"茯苓健脾渗湿宁心。石菖蒲，有豁痰开窍，醒神益智，化湿开胃之功效。《名医别录》云："久服聪耳明目，益心智。"益智仁味辛，性温，有温脾开胃摄涎，暖肾固精缩尿之功效。郁金味苦、辛，性寒，功效行气化瘀、清心解郁。山药平补肺脾肾三脏。炙甘草补中益气，调和诸药。诸药同用共起滋补肾阴、温补肾阳、生精填髓，兼化痰祛瘀、益智开窍之功。使肾精得补，脑髓化源充足，肾阳得温，蒸化有力，使精髓上升达脑，脑髓渐充，且能祛脑府之痰瘀，畅运神机，以图神智渐清，聪慧日复。气虚者，加黄芪、黄精补中益气；气虚著者，用生晒参大补元气；食少纳呆，脾虚不运者，加白术、党参健脾益气；时有抽搐者，加钩藤、蝉蜕平肝息风止痉。瘀血阻于脑络者，还可另加用琥珀粉、三七粉活血通络。

　　智能迟缓治疗过程中，起效较慢，不可操之过急，用药调治若有起色，需守方长期服用，无特殊情况者，一般可一月一诊。亦可将中药制成浓缩糖浆剂服用。简便易行，患儿家长易于接受与操作，药物口感好，患儿服用方便，利于坚持治疗，既达到了治疗疾病的目的，又避免了中药汤剂量多、煎煮服用不便、不易坚持，患儿难以接受的不足，符合小儿的生理及儿科用药特点。

　　智能迟缓的治疗，强调早期发现，早期综合干预，越早越好。采用医疗、训练、康复相结合，传统医疗手段与现代医疗技术相结合，内治与外治相结合，能取得一定的、甚至较理想的疗效。积极探索智力低下更加有效的治疗方法，并因人因病合理的组合，提高依从性，对提高患儿智力水平，生活自理能力，减轻家庭及社会负担，有积极的意义。同时，全社会做好优生优育，做好健康宣教，减少该类疾病的发生，开展孕期检查、婴幼儿早期筛查、高危儿的随访，早发现、早诊断、早治疗等治未病、早治病工作，则更具有积极的社会价值。

第十章 病毒性心肌炎

【概述】

病毒性心肌炎是由病毒感染引起的心肌间质炎症细胞浸润和邻近的心肌细胞坏死、变性，有时病变可累及心包或心内膜。临床表现轻重不一，取决于年龄和感染的急性或慢性过程。部分患者起病隐匿，有乏力、活动受限、心悸、胸痛、多汗等症状，少数重症患者可发生心力衰竭，并发严重心律失常、心源性休克，死亡率高。部分患者呈慢性进程，演变为扩张型心肌病。病毒性心肌炎在儿童时期发病比较危重，及时诊治非常重要。但儿科临床上有更多的病例仅在病毒感染后显示心肌受损的临床、心肌酶、心电图改变，尚未达到病毒性心肌炎诊断标准，也可以按辨证论治的原则参照本节处理。

中医学中尚无特定的病名与本病相对应，根据临床表现辨证，若系急性感染起病发热为主者，可从温病论治；若以心律失常为主者，可归属心悸、怔忡；若以胸闷胸痛为主者，则可按胸痹论治；若合并心功能不全时，又与心水相仿，可按心水论治。此外，还与汗证、虚劳、猝死等病证相关。《素问·平人气象论》已经根据心尖区的搏动来诊治疾病，其曰："胃之大络，名曰虚里。贯膈络肺，出于左乳下，其动应衣，脉宗气也……乳之下，其动应衣，宗气泄也。"《伤寒论·辨太阳病脉证并治》说："伤寒脉结代，心动悸，炙甘草汤主之。"《小儿药证直诀·脉证治法》说："心主惊……虚则卧而悸动不安。"这些论述均与本病有某些相似之处。

我国自 1960 年首次报道中西医结合救治病毒性心肌炎获得成功以后，对本病的系统研究进展较快，增加了本病的治疗手段，提高了疗效。

【病因病机】

小儿病毒性心肌炎的病因既有外因，又有内因。外因责之感受外邪病毒，内因责之正气亏虚。病变部位主要在心，常涉及肺、脾、肾。

1. 风热犯心

小儿肺脏娇嫩，卫外不固，外感风热邪毒多从鼻口而入，首犯肺卫，心肺同居上焦，肺朝百脉，与心脉相通，毒邪由表入里，内舍于心，致心脉痹阻，心失所养。

2. 湿热侵心

小儿脾常不足，饮食不洁或不节，湿热毒邪从口而入，蕴郁于胃肠，留滞不去，上犯心脉，导致心脉痹阻，心失所养。

3. 气阴两虚

外感风温、湿热邪毒，热毒之邪灼伤营阴，耗伤心之气阴，则气阴亏虚，心脉失养。同时心气不足，鼓动无力，血流不畅，气滞血瘀，也可致心脉痹阻。

4. 痰瘀互结

病情迁延，伤及脾肺，脾不运化则水湿停聚，肺失宣降则水津不布，肺脾两虚而不能布散水津，留而成痰，又久病必瘀，痰瘀互结，阻滞心之脉络，致心脉痹阻。

5. 心阳虚衰

素体阳虚，复感毒邪，致心阳虚衰；或感邪日久，正气衰弱，心阳不足，甚则心阳虚损；或心阴亏虚，阴损及阳，致心阳虚损；心阳虚损进一步发展则可能引起心阳暴脱。

总之，本病起病以外感风热、湿热邪毒为发病主因，瘀血、痰浊为病变过程中的病理产物，耗气伤阴、血脉瘀阻为主要病理变化，病程中初起以邪实为主，邪衰则以虚证，或虚中夹实为主，病机演变多端，要随证辨识，特别要警惕心阳暴脱变证的发生。

【临床诊断】

1. 诊断要点

心肌炎的诊断

（1）主要临床诊断依据：①心功能不全、心源性休克或心脑综合征。②心脏扩大。③血清心肌肌钙蛋白T或I（cTnT或cTnI）或血清肌酸激酶同工酶（CK-MB）升高，伴动态变化。④显著心电图改变（心电图或24 h动态心电图）。⑤心脏磁共振成像（CMR）呈现典型心肌炎症表现。

（2）次要临床诊断依据：①前驱感染史，如发病前1～3周内有上呼吸道或胃肠道病毒感染史。②胸闷、胸痛、心悸、乏力、头晕、面色苍白、面色发灰、腹痛等症状（至少2项），小婴儿可有拒乳、发绀、四肢凉等。③血清乳酸脱氢酶（LDH）、α–羟丁酸脱氢酶（α–HBDH）或天冬氨酸转氨酶（AST）升高。④心电图轻度异常。⑤抗心肌抗体阳性。

（3）心肌炎临床诊断标准：①心肌炎：符合心肌炎主要临床诊断依据≥3条，或主要临床诊断依据2条加次要临床诊断依据≥3条，并除外其他疾病，可以临床诊断心肌炎。②疑似心肌炎：符合心肌炎主要临床诊断依据2条，或主要临床诊断依据1条加次要临床诊断依据2条，或次要临床诊断依据≥3条，并除外其他疾病，可以临床诊断疑似心肌炎。③凡未达到诊断标准者，应给予必要的治疗或随诊，根据病情变化，确诊或除外心肌炎。

在诊断标准中，应除外的其他疾病包括：冠状动脉疾病、先天性心脏病、高原性心脏病以及代谢性疾病（如甲状腺功能亢进症及其他遗传代谢病等）、心肌病、先天性房室传导阻滞、先天性完全性右或左束支传导阻滞、离子通道病、直立不耐受、β受体功能亢进及药物引起的心电图改变等。

病毒性心肌炎的诊断

（1）病毒性心肌炎病原学诊断依据

1）病原学确诊指标：自心内膜、心肌、心包（活体组织检查、病理）或心包穿刺液检查发现以下之一者可确诊：①分离到病毒；②用病毒核酸探针查到病毒核酸。

2）病原学参考指标：有以下之一者结合临床表现可考虑心肌炎由病毒引起：①自粪便、咽拭子或血液中分离到病毒，且恢复期血清同型抗体滴度较第1份血清升高或降低4倍以上；②病程早期血清中特异性IgM抗体阳性；③用病毒核酸探针从患儿血液中查到病毒核酸。

（2）病毒性心肌炎诊断标准：在符合心肌炎诊断的基础上：①具备病原学确诊指标之一，可确诊为病毒性心肌炎；②具备病原学参考指标之一，可临床诊断为病毒性心肌炎。

临床分期

（1）急性期：新发病，症状、体征和辅助检查异常、多变，病程多在6个月以内。

（2）迁延期：症状反复出现、迁延不愈，辅助检查未恢复正常，病程多在6个月以上。

（3）慢性期：病情反复或加重，心脏进行性扩大或反复心功能不全，病程多在1年以上。

2. 鉴别诊断

（1）风湿热：病程中可出现发热、心悸、头晕、心律失常等类似本病的表现，发病前1～4周多有A组乙型溶血性链球菌咽峡炎病史，临床表现以关节炎和心肌炎为主，可伴有发热、皮疹、皮下结节、舞蹈病等表现，可资鉴别。

（2）中毒性心肌炎：由毒素或毒物所致的心肌炎症，可有类似本病的发热、胸闷、憋气、心悸、乏力等表现，中毒性心肌炎往往是全身中毒的一部分重要表现，有比较明确的原发病，可资鉴别。

【辨证论治】

1. 辨证要点

（1）辨虚实：急性起病，伴见胸闷胸痛、鼻塞咽痛、气短多痰，或恶心呕吐、腹痛腹泻、舌红苔黄，属实证；病程延长逾月，伴见心悸气短、神疲乏力、面白多汗、舌淡或偏红、舌光少苔，属虚证。一般急性期以实证为主，迁延期、慢性期以虚证为主，后遗症期常虚实夹杂。

（2）辨轻重：神志清楚，神态自如，食欲可，面色红润，脉实有力者，病情轻；若面色苍白，气急喘息，四肢厥冷，口唇青紫，烦躁不安，脉微欲绝或频繁结代者，病情危重。

2. 治疗原则

调和气血，扶正祛邪是治疗本病的基本原则。本病病位主要在心，心主血脉，故宁心复脉是其主治法，根据虚实兼夹，合用清热解毒、清热化湿、豁痰化瘀、温振心阳、益气养阴等治法。病初邪实为主，当在清解的基础上，佐以护心。风热犯心者，治以清热解毒，宁心复脉；湿热侵心者，治以清热化湿，宁心复脉；邪毒渐解，正虚为主，应根据气血阴阳的亏损而治之。气阴亏虚者，治以益气养阴，宁心复脉；心阳虚弱者，治以温振心阳，宁心复脉；痰瘀阻络者，治以豁痰化瘀，宁心通络。在疾病过程中，常可反复出现外感疾病，此时又当急则治其标，或标本兼顾。

本病危重症应采用中西医结合治疗。

3. 证治分类

（1）风热犯心

证候 心悸气短，胸闷胸痛，头晕乏力，发热，或低热绵延，或不发热，咽红肿痛，咳嗽，或有痰，鼻塞流涕，或肌痛肢楚，舌质红，舌苔薄黄，脉数或结或代。

辨证 本证由外感风热邪毒，客于肺卫，肺失宣肃，邪毒不解，侵犯心脉所致。以头晕乏力、心悸气短、胸闷胸痛等心脉痹阻证候，伴风热犯肺证候为辨证要点。本证病程多在1个月以内，一般不超过3个月，常见于急性期。

治法 疏风清热，解毒宁心。

方药 银翘散加减。常用金银花、连翘疏风清热解毒；薄荷疏散风热；虎杖、贯众、板蓝根、牛蒡子清热解毒利咽；丹参、枳壳理气活血通脉。

邪毒炽盛者，加黄芩、石膏、栀子清热泻火；咳甚者，加前胡、炙款冬花疏风止咳；胸闷胸痛甚者，加三七、红花、郁金活血化瘀通脉；心悸、失眠者，加柏子仁、苦参宁心安神；脉结代者，加丹参、苦参清热活血，宁心复脉；气阴虚者，加太子参、麦冬益气养阴。

（2）湿热侵心

证候 心悸，气短，胸闷，发热，或寒热起伏，或全身酸痛，恶心呕吐，腹痛腹泻，倦怠乏力，舌质红，苔黄腻，脉濡数或结或代。

辨证 本证由湿热邪毒蕴于脾胃，留滞不去，上犯于心或溢于肌表所致。以心悸、胸闷、气短，伴肠胃湿热蕴结证候为辨证要点。

治法 清热化湿，宁心通脉。

方药 葛根黄芩黄连汤加减。常用葛根清热解肌；黄连、苦参清心火，祛湿毒；黄芩清热泻火，祛湿解毒；陈皮、石菖蒲、木通行气化湿；郁金行气活血祛瘀。

胸闷憋气者，加瓜蒌、薤白理气宽胸；肢体酸痛者，加苍术、薏苡仁、木瓜祛湿通络；心悸、脉结或代者，加丹参、珍珠母、龙骨宁心安神；心烦者，加栀子、淡豆豉清热除烦；夹风热者，加金银花、连翘疏风清热。

（3）气阴亏虚

证候 心悸怔忡，胸闷气短，少气懒言，神疲倦怠，头晕目眩，烦热口渴，自汗盗汗，夜寐不安，舌红少苔，脉细数或促或结或代。

辨证 本证由热毒犯心后耗气伤阴，邪热已衰，气阴亏虚，心脉失养所致。此证为中后期最常见的证型。病程多逾3个月，但一般不超过6个月。若主症相符，恢复期或迁延期虽病程较长仍可考虑此证。本证偏气虚者少气懒言，神疲倦怠；偏阴虚者头晕目眩，烦热口渴，舌红少苔。

治法 益气养阴，养心复脉。

方药 炙甘草汤加减。常重用炙甘草补中益气，养心复脉；党参（人参）健脾益气；桂枝、生姜温阳通脉；生地黄、阿胶滋阴养血以充血脉；麦冬、五味子养阴敛阴；酸枣仁宁心安神；丹参活血化瘀。

便秘常可诱发或加重心律不齐，加瓜蒌子、火麻仁、柏子仁等润肠通便；汗多者，加黄芪、煅牡蛎益气敛汗；夜寐不宁者，加酸枣仁、柏子仁养心安神；五心烦热者，去桂枝、大枣，加玉竹、生地黄、鹿衔草、地骨皮滋阴清热。

（4）心阳虚弱

证候 心悸怔忡，胸闷不舒，畏寒肢冷，面色苍白，神疲乏力，头晕多汗，甚则肢体浮肿，大汗淋漓，呼吸急促，舌质淡胖或淡紫，脉缓无力或结或代，甚则脉微欲绝。

辨证 本证由久病耗伤心阳，或素体虚弱，复感外邪，心阳不振所致。以心悸怔忡、胸闷、脉缓无力或结或代，伴阳气虚弱的表现为临床特点。病情严重，心阳暴脱者可见大汗淋漓、四肢厥冷、唇紫息微、脉微细欲绝。

治法 温振心阳，宁心复脉。

方药 桂枝甘草龙骨牡蛎汤加减。常用桂枝、甘草辛甘助阳；人参、黄芪补益元气；煅龙骨、煅牡蛎重镇安神，敛汗固脱。

形寒肢冷者，加附子、干姜温阳散寒；肢体浮肿者，加茯苓、防己利水消肿；血瘀明显者，加三七、丹参活血化瘀；头晕失眠者，加酸枣仁、五味子养心安神。有阳气暴脱征兆者，用参附龙牡救逆汤加减，常用人参、附子、干姜、龙骨、牡蛎、麦冬、五味子等回阳救逆，益气敛阴，亦可用独参汤、参附汤灌服回阳救逆。

（5）痰瘀互结

证候 心悸气短，胸闷憋气，心前区痛如针刺，脘闷呕恶，面色晦暗，唇甲青紫，舌体胖，舌质紫暗，或舌有瘀点，舌苔腻，脉滑或结或代。

辨证 本证由于病程迁延，伤及肺脾，痰浊内生，久病生瘀，痰瘀互结，阻滞心脉所致。本证病程多在 6 个月以上，常为心肌炎的迁延期或恢复期，亦有病程少于 6 个月者。痰瘀阻滞之实证征象为主，如胸闷憋气、心前区痛如针刺是本证特点。

治法 豁痰化瘀，活血开痹。

方药 瓜蒌薤白半夏汤合失笑散加减。常用全瓜蒌、薤白、半夏、姜竹茹豁痰宽胸；蒲黄、五灵脂、红花、郁金活血化瘀，行气止痛。

心前区痛甚者，加丹参、降香理气散瘀止痛；咳嗽痰多者，加白前、远志化痰止咳；夜寐不宁者，加合欢花、酸枣仁宁心安神；痰郁化热者，加黄芩、胆南星清热化痰。

【**其他疗法**】

1. 中药成药

（1）生脉饮口服液：每支 10mL。< 3 岁每服 5mL，1 日 2 次；3 ～ 6 岁每服 5mL，1 日 3 次；> 6 岁每服 10mL，1 日 2 ～ 3 次。用于气阴两虚证。

（2）丹参片：每片 0.26g。每服 < 3 岁 1 片、3 ～ 6 岁 2 片、> 6 岁 3 片，1 日 3 次。用于本病各证。

（3）生脉注射液：每支 25mL。用量 1mL/（kg·d），加入 5% 葡萄糖注射液 100 ～ 250mL 稀释，静脉滴注。1 日 1 次。用于气阴两虚证。婴幼儿禁用。

（4）参附注射液：每支 10mL。用量 2ml/（kg·d），最大剂量不超过 30mL。加入 10% 葡萄糖注射液 100 ～ 250mL 中，静脉滴注。1 日 1 次，必要时 2 次。用于心阳虚弱证。

2. 针灸疗法

（1）体针：主穴取心俞、巨阙、间使、神门、血海，配穴取大陵、膏肓、丰隆、内关。用补法，得气后留针 30 分钟，隔日 1 次。

（2）耳针：取心、交感、神门、皮质下，隔日 1 次。或用王不留行籽压穴，用胶布固定，每日按压 2 ～ 3 次。

3. 西医疗法

（1）休息：急性期需卧床休息，减轻心脏负荷。

（2）抗病毒治疗：对于仍处于病毒血症阶段的早期患者，可选用抗病毒治疗，但疗效不确定。

（3）改善心肌营养：1,6-二磷酸果糖有益于改善心肌能量代谢，促进受损细胞的修复，同时可选用大剂量维生素 C、辅酶 Q10、维生素 E 和复合维生素 B 等，其他促进心肌代谢药物，如磷酸肌酸钠、二丁酰环磷腺苷钙等也可选用。

（4）大剂量免疫球蛋白：通过免疫调节作用减轻心肌细胞损害。

（5）皮质激素：通常不使用。对重型患者合并心源性休克、致死性心律失常（三度房室传导阻滞、室性心动过速）、心肌活体组织检查证实慢性自身免疫性心肌炎症反应者应足量、早期应用。

（6）心力衰竭治疗：控制液体摄入量，可根据病情联合应用利尿剂、洋地黄和血管活性药物，应特别注意用洋地黄时饱和量应较常规剂量适当减少，并注意补充适量氯化钾，避免洋地黄中毒。

【防护康复】

1. 预防

（1）适当锻炼身体，增强体质。

（2）积极预防呼吸道、肠道感染。

（3）日常生病时及时休息，不宜运动，避免过度劳累。

2. 调护

（1）急性期应卧床休息，一般需休息 3～6 周。重症患儿应卧床休息以减轻心脏负担及减少耗氧量。心脏扩大及并发心力衰竭者，应延长卧床时间，至少 3～6 个月。待体温稳定 3～4 周后，心衰控制、心律失常好转、心电图改变好转时，患儿可逐渐增加活动量。

（2）患儿烦躁不安时，给予镇静剂，尽量保持安静，以减轻心肌负担，减少耗氧量。饮食宜营养丰富而易消化，少量多餐。

（3）密切观察患儿病情变化，一旦发现患儿心率明显增快或减慢、严重心律失常、呼吸急促、面色青紫，应立即采取各种抢救措施。

3. 康复

（1）遵从医护人员的指导，坚持治疗，预防病毒感染。

（2）调摄精神，防止七情过激。

（3）清淡而富于营养的饮食，忌暴饮暴食、肥甘厚腻或辛辣之品。

【**审思心得**】

1. 循经论理

病毒性心肌炎是由病毒感染引起的心肌间质炎症细胞浸润和邻近的心肌细胞坏死、变性，有时病变可累及心包或心内膜。临床表现轻重不一，取决于年龄和感染的急性或慢性过程。

由于心肌炎的临床诊断标准和病毒性心肌炎的确诊要求比较严格，在临床上能够完全符合诊断的病毒性心肌炎患儿并不多见。就诊患儿中多数是在病毒感染后经检查发现心肌酶、心电图有改变，显示心肌受到一定损害的病例，其临床症状也不典型。对于这类病例，我们仍然可以按照本章所提出的辨证论治原则进行处理，多数患儿有良好的效果。

病毒性心肌炎为西医学病名，古代中医无与此直接对应的名称。在古籍中相关记载描述了邪气犯心的病因病机和证候，有相似之处。《素问·痹论》中记载："脉痹不已，复感于邪，内舍于心……心痹者，脉不通，烦则心下鼓。"与本病类似，且指出了正气虚损，复感于邪，邪舍于心的病机。《婴童百问·慢惊》说："心藏神而恶热。小儿体性多热，若感风邪，则风热搏于脏腑，其气郁愤，内乘于心，令儿神志不宁，故发为惊。若惊甚不已，则悸动不宁，是为惊悸之病。"指出小儿外感风热，搏于脏腑，其气郁愤，内乘于心，可成为惊悸之病。

本病大多发生于外感热病、时行疾病病程中，由风热时邪、邪毒、湿毒等内舍于心所致。证候不一，多见心悸怔忡、胸闷胸痛，或心前区不适、气短、太息，或叹气、乏力、多汗、精神不振、面色苍白等表现。传统中医病名多以主要症状命名，少数以发病特征来命名。急性感染起病发热为主者，多从温病论治；以心律失常为主者，多从心悸、怔忡论治；以胸闷胸痛为主者，常按胸痹论治；合并心功能不全水肿者，多从心水论治。现代对临床符合病毒性心肌炎或疑似病毒性心肌炎、"心肌损害"诊断的患儿，一般仍按我们 20 年前便已经提出的本章辨证论治方法处理。

病毒性心肌炎的病因可分为内因和外因两类，正气亏虚是其内因，外感邪毒、时邪侵袭是外因，邪毒乘虚侵犯心脉，内舍于心，损阴伤阳，心神不安，血脉运行不畅而见诸证。《诸病源候论·虚劳病诸候·虚劳惊悸候》说："心藏神而主血脉，虚劳损伤血脉，致令心气不足，因为邪气所乘，则使惊而悸动不定。"本病起病以外感邪毒、时邪为发病主要原因，先侵犯肺、脾胃等脏腑，脏腑功能失调，损伤气血，产生瘀血、痰浊等病理产物。加之心气不足，邪毒入侵心脉，内舍于心，损伤心体，心脏功能失调，气血运行不畅，痰浊瘀血痹阻心脉为主要病理变化。初期为邪实为主，继之正虚邪恋、虚中夹实为主，恢复期以虚为主。由于正气不足，日常护养不当，常又复感外邪，导致病情反复，故病程病机演变多端，要细加辨识。

2. 证治有道

小儿病毒性心肌炎由于小儿多不能准确描述不适，所表现特异的症状如烦躁、多汗、疲乏、面色少华、气短、纳呆等，常因发热、呕吐、腹泻、咳嗽等症状所干扰，误诊感冒、胃肠炎等病，临证遇重症病毒性心肌炎，如暴发性心肌炎，诊治不及时，常导致严重不良后果。故临证小儿遇烦躁、大汗出、面色少华、气短、纳呆、吐泻等症，需注意甄别有无病毒性心肌炎可能，必要时予心电图、心肌酶学检查，以免耽误病情。本病之重者，初期常可严重损伤心体，导致心脉痹阻，阴阳气不相顺接，心用严重失常，甚至心阳暴脱而出现危候，临床需密切观察，或住院治疗，必要时配合西药救治。

病毒性心肌炎的中医治疗，常分期辨证施治，临床上分急性期、恢复期、迁延期三期论治。急性期以邪实为主，邪为外感邪毒、时邪，侵犯心脉，损伤心体，心用失常。《温热论·温病大纲》曰："温邪上受，首先犯肺，逆传心包。"热毒是病毒性心肌炎发病的关键，故以清热解毒，护心复脉为治法。外感风热邪毒者用银翘散加减，常用药金银花、连翘、黄芩、虎杖、板蓝根、郁金、苦参、玄参、薄荷、牛蒡子、甘草。金银花味甘，性寒，药性较平和，有疏散风热，清热解毒之功效。连翘味甘，性微寒，功效清热解毒散结。《本草衍义补遗》谓其"入手少阴经，泻心火。降脾胃湿热及心经客热，非此不能除"。黄芩味苦，性寒，功效清热燥湿，泻火解毒，擅清上焦实火。虎杖味苦，性寒，有清热利湿、活血定痛、解毒、化痰止咳作用，兼有清热解毒、祛痰活血之功效，切合病毒性心肌炎的病机，现代药理研究报道对于多种呼吸道病毒有拮抗作用。板蓝根味苦，性寒，能清热解毒，凉血利咽，现代药理证实有一定的抗病毒作用。玄参味甘、苦、咸，性寒，功效清热解毒，凉血养阴。牛蒡子疏风清热，解毒利咽。薄荷疏风清热，透邪外出。苦参清热燥湿，现代药理研究发现有抗心律失常、抗心肌纤维化、抗病毒性心肌炎和对心肌损伤、梗死的保护作用等，而且不良反应少。

湿热邪毒致病者，常见有恶心、呕吐、腹痛、腹泻、舌苔黄腻等症状，此时首先要清肠化湿解毒，同时予宁心通脉，方以葛根黄芩黄连汤加减。常用葛根清热解肌通络；黄芩、黄连清肠化湿解毒；苍术、薏苡仁祛湿通络；石菖蒲、郁金、丹参豁痰活血；瓜蒌皮、薤白理气宽胸。心悸、脉结或代者，加丹参、珍珠母、龙骨宁心安神；心烦者，加栀子、淡豆豉清热除烦；湿毒重者，加苦参、虎杖、鹿衔草解毒祛湿。鹿衔草功效祛风湿、强筋骨，现代药理研究表明：鹿衔草水提液可明显增加血管灌注液流量，尤其对抗心脏血流量收缩；鹿衔草总黄酮能够降低垂体后叶素诱发的缺血性心律失常的发生率，对急性心肌缺血有保护作用等。

病毒性心肌炎发病后，随着清热解毒的治疗，热毒渐去，表现为邪衰正伤，余邪稽留，痰瘀搏结于心体，以心用受损为主要矛盾。临证可以从下面几点来判断邪气的有无、轻重，首先查看咽喉、面部、双唇的颜色，询问口渴与否，从而判断里热的有无和轻重；二是从舌象来判断，如舌体胖瘦、舌质红淡、舌苔多少及黄白厚薄、舌底脉络等情况，能够反映体内寒热、虚实、痰瘀等情况；三是从辅助检查如心肌酶、心电图是否恢复正常等因素来判断心体损伤有无及轻重。治疗方面常清热解毒、化痰祛瘀、益气养阴并施，视毒、痰、瘀、正虚孰轻孰重各有侧重，以"扶正不致留邪，祛邪不致伤正"为度。常用药：虎杖、板蓝根、苦参、黄芩、当归、丹参、郁金、瓜蒌皮、法半夏、黄芪、黄精、茯苓、生地黄、白芍等。虎杖清热解毒，活血止痛，现代药理研究发现有心肌保护作用。板蓝根清热解毒，凉血利咽。苦参清热燥湿利尿，药理研究有抗心律失常、保护心肌的作用。黄芩清热燥湿，泻火解毒。当归补血活血，药理研究有抗心肌缺血、抗心律失常的作用。丹参功效祛瘀止痛、活血通经、养血安神，药理研究有抗心肌缺血、抗心律失常、降低心肌耗氧量的作用。郁金功效行气化瘀、清心解郁。瓜蒌皮宽胸理气、清热化痰，药理研究有抗心肌缺血、抗心律失常的作用。黄芪擅长补气举陷；黄精补气养阴，健脾润肺，益肾；茯苓利水渗湿，健脾宁心；生地黄清热凉血，养阴生津；白芍养血柔肝、缓中止痛、敛阴收汗。五味药现代药理研究均有增强心肌收缩力的作用。

经扶正祛邪调治，往往余邪渐清，正气渐复，表现为儿童能够恢复基本正常生活，但日常仍有汗多、易疲劳等表现，劳累、紧张、感冒后出现胸闷、心悸、太息等证候。此属大病之后，邪去正伤，正气未尽复。治疗上继予益气养阴、佐以宽胸、行气、化湿、活血、通络等治法。常用生晒参、西洋参、炙黄芪、黄精、党参益心气，补元气以治本。人参味甘，微苦，性温，具有大补元气，固脱复脉，补益肺脾的作用。生晒参为人参晒干或烘干而成，性较平和，不温不燥，偏于补气阴。西洋参又称花旗参，味微苦、甘，性凉，有益气养阴、清火生津之效，补气力不如人参，但能养阴生津。党参味甘，性平，功效补中益气、健脾益肺、生津，党参功效与人参相似，唯药力薄弱，治一般虚证，可代替人参使用；虚脱重证，则仍用人参为宜，《本草分经》谓："补中益气，和脾胃，性味重浊，滞而不灵。止可调理常病，若遇重症断难恃以为治。"炙黄芪味甘，性温，有补气固表，托毒排脓之功效。黄精味甘，性平，功效补气养阴，健脾润肺，益肾，《本草备要》谓其"平补而润"。临证时常用生晒参 6～10g 以大补元气，兼阴伤者合西洋参 6～10g 以加强益气养阴；炙黄芪 10～15g 补中益气；黄精 10g 平补气阴。气虚重者，四药合用以大补元气，兼能养阴，补而不燥，使气足而能复脉定悸。生晒参儿童久服有性早熟之虑，病情平稳时，常与党参交替入药，以避免长期连续服用。以补元气、益气养阴为基础，继予修复心体之损，恢复心用之常。

气为血之帅，心气不足，行血无力，又可导致血行不畅；气虚及阳，可导致心阳不足，鼓动血脉无力；心气阳不足，胸阳不振，易为寒饮、痰湿所犯，阻滞气机；气虚卫外不固，又易受邪侵而复感。故在益气养阴的基础上，根据兼夹不同加减用药。心血不充唇舌色淡、怔忡心悸者，加当归、白芍、川芎、生地黄养血护心；胸闷痛者，心胸气血运行不畅，加丹参、牡丹皮、郁金以行气活血，化瘀止痛；胸痛者，胸阳不振，加瓜蒌、薤白、枳实宽胸通阳；心悸怔忡者，加龙骨、牡蛎、灵磁石、炙甘草镇惊安神、宁心复脉；胸闷气短，形寒肢冷，面色苍白者，心阳不振，常加桂枝以温振心阳；食少纳呆，神倦乏力者，脾虚不运，湿浊困脾之象，加白术、苍术健脾益气，燥湿助运；汗多，或动则出汗者，加龙骨、牡蛎、酸枣仁敛阴止汗；又常加入虎杖、蒲公英、板蓝根为佐使清热解毒以防余邪复张。

病毒性心肌炎是邪毒损伤心体，继伤心用，清热解毒、益气化痰祛瘀应贯穿治疗的始终，根据不同的时期，邪正的力量转化，酌情使用。本病的病程较长，应坚持服药治疗，做好护养。后期可将中药制成浓缩糖浆剂服用，利于长期治疗。

现代对单味中药的药理进行了不少相关研究，发现某些药物对病毒性心肌炎有较好的作用，可在辨证的基础上选择加入，以增强疗效。如黄芪发现有抗病毒，降低心肌耗氧量，营养心肌，改善心肌代谢，减轻心肌细胞损伤程度作用。丹参可有效降低心肌耗氧量，扩张冠状动脉，使血流量增多，缩小坏死心肌的面积，增强心功能等作用。西洋参能促进病变心肌的恢复，减轻心肌细胞的坏死和凋亡程度，减少自身抗体的生成，保护心肌细胞。三七减轻心肌炎细胞浸润和心肌坏死程度。其他如鹿衔草、天麻、大黄、柴胡、金银花、连翘、苦参、贯众等中药现代药理研究均证实对病毒心肌炎病理改变有一定的治疗作用，临证时可参考选用。

第十一章

注意缺陷多动障碍

【概述】

注意缺陷多动障碍（ADHD），又名注意力缺陷多动障碍，是一种较常见的儿童行为障碍性疾病，以注意力涣散，活动过多，情绪不稳，冲动任性，自我控制能力差，并有不同程度的学习困难，但智力正常或基本正常为主要临床特征。由于此病妨碍儿童健康成长，给家庭、学校、社会带来不良影响，故日益受到儿科、精神科、神经科、遗传学、心理学和教育学等多学科的关注。

据我国多个城市调查，1% ～ 5% 的在校小学生符合"多动症"的诊断标准，男孩远较女孩为多，为 4 ～ 9：1，好发年龄为 6 ～ 14 岁。目前认为，本病的预后受患儿家庭环境、遗传、父母文化素养等因素的影响，但总的来看，症状较轻的患儿如能及早发现，加强教育，改善环境，适当治疗（包括心理治疗与药物治疗），则随年龄增长，一般到青春期，活动过多会逐渐减少，即便仍有一定程度的注意力涣散和情绪不稳，也不致影响生活和学习。对那些症状较重的患儿，则需综合治疗，才能取得良好的效果。有些患儿经治疗后，其活动过多虽可减轻，但注意力涣散和冲动行为则可持续至成年，仅 1/3 的病例会随着发育成长而完全趋于正常。

注意缺陷多动障碍在中医古籍中未见专门记载，根据其神志涣散、多语多动、冲动不安的临床特点，可归属于中医学"躁动""脏躁"等病证；由于患儿智能接近正常或完全正常，但活动过多，思想不易集中而导致学习成绩下降，故又与"健忘""失聪"病证有关。从 20 世纪 70 年代末开始，儿童神经精神病专家陶国泰教授向国内介绍有关本病的国外研究动态。20 世纪 80 年代开始国内对注意缺陷多动障碍进行了多方面的综合研究，南京中医药大学最早从中医药的角度认识与研究本病。鉴于国内外西医应用中枢神经兴奋剂治疗本病，虽可使部分病儿得到改善，但因具有食欲不振、头晕、抑制生长发育等副作用和复发率高而影响其广泛应用。近年来，应用中医药治疗本病显示出较好的疗效和副反应少等优点，但疗效的进一步提高还需要开展更多的研究。

【病因病机】

注意缺陷多动障碍的病因主要有先天禀赋不足、后天护养不当、外伤、情志失调等因素。其主要病位在心、肝、脾、肾。因人的情志活动与内脏有着密切的关系，必须以五脏精气作为物质基础，五脏功能的失调，必然影响人的情志活动，使其失常。若心气不足，心失所养可致心神失守而情绪多变，注意力不集中；肾精不足，髓海不充则脑失精明而不聪；肾阴不足，水不涵木，肝阳上亢，可有多动，易激动；脾虚失养则静谧不足，兴趣多变，言语冒失，健忘，脾虚肝旺又加重多动与冲动之证。阴主静、阳主动，人体阴阳平衡，才能动静协调，如《素问·生气通天论》说："阴平阳秘，精神乃治。"若脏腑阴阳失调，则产生阴失内守、阳躁于外的种种情志、动作失常的病变。

1. 先天禀赋不足

父母童年多动冲动病史，或父母体质欠佳，肾气不足，或母亲孕期多病，精神调养失宜等，致使胎儿先天不足，肝肾亏虚，精血不充，脑髓失养，元神失藏。

2. 产伤外伤瘀滞

分娩时有难产、产伤史或窒息病史，或头部有外伤史，致使患儿气血瘀滞，瘀阻脑窍，髓海失充，脑府受损，神魂不宁。

3. 后天护养不当

过食辛热炙煿，则心肝火炽；过食肥甘厚味，则酿生湿热痰浊；过食生冷，则损伤脾胃；病后失养，脏腑损伤，气血亏虚，均可导致心神失养、阴阳失调，而出现心神不宁、注意力涣散和多动。

4. 情绪意志失调

小儿为稚阴稚阳之体，肾精未充，肾气未盛。由于生长发育迅速，阴精相对不足，易致阴不制阳，阳胜而多动。小儿年幼，心脾不足，情绪未稳，若教育不当，溺爱过度，放任不羁，所欲不遂，则心神不定、脾意不藏，躁动不安，冲动任性，失忆善忘。

5. 其他因素

如感染、中毒、高热抽搐、昏迷致气血不足，或气血逆乱，使肝阳上亢，心神失养，神不安藏，而成本病。其他如家庭环境不良、父母离异、单亲或双亲病故、精神刺激等，也是可能导致本病的因素。

总之，由于心有余而肾不足，肝有余而脾不足，阳有余而阴不足，因而表现为神飞扬不定，志存变无恒，情反复无常，性急躁不耐等神、志、情、性四类见症。

【临床诊断】

1. 诊断要点

参考2013年5月美国精神疾病协会（The American Psychiatric Association，APA）公布的《美国精神障碍诊断与统计手册》（第五版）（The Diagnostic and Statistical Manual of Mental Disorder，DSM-V）的ADHD诊断标准。

（1）症状标准

1）多动/冲动：下列症状存在6项（或更多），持续至少6个月：①多动难静，不能自控；②坐立不安，常离座位；③不分场合，跑来跑去；④玩耍时过于兴奋，无法安静；⑤经常忙个不停；⑥多言多语，自说自话；⑦问话未完，抢着回答；⑧很难按序排队；⑨干扰别人，擅拿他人物品。

2）神思涣散：下列症状存在6项（或更多），持续至少6个月：①粗心大意，做事马虎、不重细节，时常出错；②神思涣散，难以集中；③心不在焉，似听非听；④兴趣多变，难按要求完成任务；⑤工作凌乱，没有条理，做事拖拉；⑥懒散懈怠，缺乏恒力；⑦丢三落四，有头无尾；⑧不耐干扰，易于分神；⑨记忆力差，容易忘事。

（2）多动/冲动、神思涣散的症状与同龄儿童发育水平不相称，且存在于两种或两种以上的场合（如在家里、学校和工作场所，与朋友或亲戚相处时，从事其他活动时）。

（3）有明确的证据显示症状干扰或损害了患者的社会、学业或职业功能。

（4）这些症状不是发生在精神分裂症或其他精神障碍的病程中，也不能用其他精神障碍来解释（如心境障碍、焦虑障碍、分离障碍、人格障碍、物质中毒或戒断症状）。

2. 鉴别诊断

（1）正常顽皮儿童：虽有时出现注意力不集中，但大部分时间仍能正常学习，功课作业完成迅速。能遵守纪律，上课一旦出现小动作，经指出即能自我制约而停止。顽皮儿童的行动常有一定的目的性，并有计划及安排。而多动症患儿却无此特点，他们的行动较冲动，且杂乱，有始无终。

（2）抽动障碍：以运动、言语和抽搐为特点的行为障碍，常见的运动抽搐是眨眼、歪嘴、动颈、耸肩及做怪脸，常见的发声抽搐是清嗓、犬叫声、鼻嚏声和嘘嘘声，而不是活动过多。不少抽动障碍患儿有注意力不集中、多动和冲动病史，约有50%患儿两病合并发生。

（3）孤独症谱系障碍：常有活动过多或者注意力集中困难的症状，极似严重的儿童多动障碍，但其特点是不能与周围人建立感情联系，不能与人对视，行为表现重复单一，有严重的社会交往与语言功能障碍。

（4）智能迟缓：常有多动、注意力缺陷和学习困难，但伴有智力低下、言语发育迟缓、对周围事物缺乏兴趣等表现。

【辨证论治】

1. 辨证要点

（1）辨脏腑：在心者，注意力不集中，情绪不稳定，多梦烦躁；在肝者，易于冲动，好动难静，容易发怒，常不能自控；在脾者，兴趣多变，做事有头无尾，记忆力差；在肾者，脑失精明，学习成绩低下，记忆力欠佳，或有遗尿、腰酸乏力等。

（2）辨阴阳：阴静不足，症见注意力不集中，自我控制差，情绪不稳，神思涣散；阳亢躁动，症见动作过多，冲动任性，急躁易怒。本病的实质以虚为本，亦有标实之状，临床多见虚实夹杂之证。

2. 治疗原则

本病以调和阴阳、调理脏腑为治疗原则。病属本虚标实，主要涉及心、肝、脾、肾四脏。心肾不足者，治以补益心肾；肾虚肝亢者，治以滋肾平肝；脾虚肝旺者，治以健脾疏肝；心脾气虚者，治以补益心脾。病程中见有痰浊、痰火、瘀血等兼证，则佐以化痰、清热、祛瘀等治法。重在补不足、泻有余，使阴平阳秘，精神乃治。

由于小儿脏腑娇嫩，易虚易实，治疗时应注意滋阴而不碍脾，祛邪而不伤正，勿过用苦寒之品，同时注意安神益智。

3. 证治分类

（1）心脾两虚

证候 神思涣散，注意力不能集中，或虽能集中但时间短暂，神疲乏力，多动而不暴躁，言语冒失，做事有头无尾，记忆力差，常伴自汗盗汗，喜忘，夜寐不宁，多梦易惊，食少纳呆，面色无华，舌质淡，苔薄白，脉虚弱无力。

辨证 本证心脾两虚，精微不能濡养五脏和髓海，阴阳失衡，虚火浮动，上扰心神而发病。以烦扰不宁、多动不已诸症，兼见面色少华、多梦喜忘、食少纳呆等心脾不足之证候为辨证要点。

治法 养心安神，健脾益气。

方药 归脾汤合甘草小麦大枣汤加减。常用党参、黄芪、白术、大枣、炙甘草补脾益气；酸枣仁、远志、淮小麦、茯神养心安神；龙眼肉、当归补心脾、益气血；木香理气醒脾。

思想不集中者，加益智仁、龙骨养心宁神；睡眠不熟者，加五味子、夜交藤养心安神；记忆力差，动作笨拙，苔厚腻者，加半夏、陈皮、石菖蒲化痰开窍；手足心热者，加胡黄连、青蒿清虚热；惊惕不安者，加钩藤、蝉蜕平肝止惊；脘腹痞胀者，加厚朴、陈皮下气消痞；多汗，反复感冒者，加防风、煅牡蛎固护卫表。

（2）肝肾阴虚

证候 多动难静，急躁易怒，冲动任性，难于自控，神思涣散，注意力不集中，难以静坐，或有记忆力欠佳、学习成绩低下，或有五心烦热、盗汗、大便秘结，舌质红，舌苔薄，脉弦细。

辨证 本证除多动症常见症状外；尚有阴虚阳亢表现，阳亢实本于阴精之不足。以多动难静，急躁易怒，冲动任性，五心烦热，舌红，苔薄，脉弦细为辨证要点。

治法 滋养肝肾，平肝潜阳。

方药 杞菊地黄丸加减。常用熟地黄、山茱萸、枸杞子三药滋补肝肾；山药、茯苓健脾养心；菊花、牡丹皮、泽泻清肝肾之虚火；龙齿安神；龟甲滋阴潜阳、养血补心。

夜寐不安者，加酸枣仁、五味子养心安神；盗汗者，加浮小麦、煅龙骨、煅牡蛎敛汗固涩；急躁易怒者，加知母、黄柏、石决明、钩藤平肝降火；大便秘结者，加火麻仁、桑椹润肠通便；学习困难者，加石菖蒲、丹参、远志宁心定志。

（3）痰火内扰

证候 多动难静，烦躁不宁，冲动任性，难于制约，兴趣多变，注意力不集中，胸中烦热，懊侬不眠，纳少，口苦，口渴，便秘，尿赤，舌质红，苔黄腻，脉滑数。

辨证 本证因气滞湿阻，结为痰浊，郁而化热，心火内盛，神明受扰所致。以多动多语，烦躁不宁，难于制约，伴胸中烦热，懊侬不眠，舌质红，苔黄腻，脉滑数等痰热证候为辨证要点。

治法 清热泻火，化痰宁心。

方药 黄连温胆汤加减。常用黄连清热泻火；陈皮、法半夏燥湿化痰；胆南星、竹茹、瓜蒌清热化痰；枳实破气化痰；石菖蒲化痰开窍；茯苓、珍珠母宁心安神。

烦躁易怒者，加钩藤、龙胆平肝泻火；大便秘结者，加大黄通腑泻火；积滞中阻者，加炒麦芽、鸡内金、莱菔子消食导滞。

（4）脾虚肝旺

证候 注意力涣散，多动难静，坐立不安，兴趣多变，烦躁不宁，急躁易怒，言语冒失，记忆力差，胸闷纳呆，睡眠不实，面色无华，便溏，舌淡红，苔薄白，脉弦细。

辨证 本证因小儿肝气旺盛，肝盛生内风；脾虚不运，脾主思功能失司所致。偏肝旺证以多动多语，兴趣多变，急躁易怒，脉弦为主症；偏脾虚证以注意力涣散，记忆力差，纳呆，便溏，舌淡为主症。

治法 健脾平肝，疏肝解郁。

方药 逍遥散加减。常用柴胡疏肝解郁；白芍滋阴柔肝；当归养血活血；茯苓、白术、甘草健脾益气；生姜温胃和中；薄荷疏肝而散郁热；夏枯草清泻肝火。

烦躁易怒者，加石决明、钩藤、栀子平肝除烦；睡眠不安者，加琥珀、酸枣仁、珍珠母养心安神。

【其他疗法】

1. 中药成药

（1）静灵口服液：每支 10mL。3 ～ 5 岁每服 5mL，1 日 2 次；6 ～ 14 岁每服 10mL，1 日 2 次；> 14 岁每服 10mL，1 日 3 次。用于肝肾阴虚证。

（2）杞菊地黄丸：水蜜丸每袋 6g，小蜜丸每袋 9g。水蜜丸：每服 < 3 岁 2g、3 ～ 6 岁 4g、> 6 岁 6g，1 日 2 次。小蜜丸：每服 < 3 岁 3g、3 ～ 6 岁 6g、> 6 岁 9g，1 日 2 次。温开水送服。用于肝肾阴虚证。

（3）知柏地黄丸：水蜜丸每袋 6g。3 ～ 6 岁每服 3g，1 日 3 次；> 6 岁每服 6g，1 日 2 次。温开水送服。用于阴虚阳亢证。

2. 针灸疗法

（1）体针：主穴：内关、太冲、大椎、曲池。注意力不集中配百会、四神聪、大陵；活动过多配定神、安眠、心俞；情绪烦躁配神庭、膻中、照海。用泻法，不加灸，隔日 1 次，10 次为 1 个疗程。每次针刺后即用梅花针叩背部夹脊穴、膀胱经、督脉，以叩至皮肤潮红为度。心俞、肾俞、大椎等穴重点叩刺。

（2）耳针：取穴脑干、肾、肝、心。1 日 1 次，留针 20 分钟，10 日为 1 个疗程。

（3）耳穴压豆：主穴取脑干、枕穴、神门。肝肾阴虚配肝、肾耳穴；心脾不足配心、脾耳穴。方法是将王不留行籽用胶布贴于一侧耳穴，按压刺激，每日不少于 3 次，每次半分钟至 1 分钟，连续 5 日换另一耳，左右耳交替。20 日为 1 个疗程，休息 1 周，重复治疗，共 1 ～ 6 个月。

3. 推拿疗法

补脾经，揉内关、神门，按揉百会，摩腹，按揉足三里，揉心俞、肾俞、命门，捏脊，擦督脉、膀胱经第一侧线。

4. 西医疗法

（1）哌甲酯：起始量 0.3mg/（kg·d），无效可逐步加至 0.6mg/（kg·d），约每 3 天增加 5mg，最大量 0.8mg/（kg·d），分 2 次，晨起和中午服。6 岁以下不宜服。副作用是食欲不振、失眠、腹痛、面色苍白、诱发癫痫等，多为一过性。采用假日停服的办法可减少副作用。一般需服 6 个月至 1 年，必要时延长。

（2）右苯丙胺：起始量 0.15mg/（kg·d），每晨服 1 次，无效可逐渐加量，每 3 天加 2.5mg。副作用同哌醋甲脂。

5. 心理及行为疗法

心理及行为疗法包括教育引导、心理治疗、行为矫正和感觉统合训练，主要采用滑板、滑梯、平衡台、吊缆、圆桶、球、绳等器材。每周 3～6 次，每次 90～100 分钟，30 次为 1 个疗程。

【防护康复】

1. 预防

（1）孕妇应保持心情愉快，精神安宁，营养均衡，禁忌烟酒，慎用药物，避免早产、难产及新生儿窒息。

（2）注意防止小儿脑外伤、中毒及中枢神经系统感染。

（3）保证儿童有规律的生活，创造和谐的家庭环境，注意教养方式，培养良好的生活习惯。

（4）注意早期发现小儿的异常表现，及早进行疏导与治疗。

2. 调护

（1）关心体谅患儿，对其行为及学习进行耐心的帮助与训练，要循序渐进，不责骂不体罚，稍有进步，给予表扬和鼓励。

（2）训练患儿有规律地生活，起床、吃饭、学习等都要形成规律，不要过于迁就。

（3）保证患儿营养，补充蛋白质、水果及新鲜蔬菜，避免食用有兴奋性和刺激性的饮料和食物。

3. 康复

（1）亲子坚持长期治疗。

（2）提高双亲的文化修养，创造安静和谐的家庭环境。

（3）加强管理，及时疏导，谨防攻击性、破坏性、危险性行为的发生。

（4）西药治疗过程中要密切观察患儿反应，及时调整药物剂量和停药。

【审思心得】

1.循经论理

注意缺陷多动障碍（ADHD）曾有轻微脑功能失调、儿童多动症、儿童多动综合征、儿童注意缺陷多动障碍综合征、注意力缺陷多动障碍等多个名称，是一种较常见的儿童行为障碍性疾病。本病以注意力涣散，活动过多，情绪不稳，冲动任性，自我控制能力差，并有不同程度的学习困难，但智力正常或基本正常为主要临床特征。

早在 1845 年德国医生 Hoffmann 首次描述了儿童的无端躁动和不安行为（活动过多）症状，并认为这不是儿童顽皮，而是一种病态表现，从而提出了"多动症"这一概念。1931 年 Winncoff 正式提出"注意缺陷多动障碍"病名。以后随着西医学的不断发现与发展，其病名不断在变动，直到 1987 年美国精神病学会《精神疾病诊断与统计手册》第 3 版修订版（DSM- Ⅲ -R）使用了"注意缺陷多动障碍"（ADHD），ADHD 名称一致沿用至今。

中医学中原无"注意缺陷多动障碍"这一病名，根据其注意力不集中，活动过多，冲动任性，情绪不稳等临床特征，可将其归属于中医学的"健忘""脏躁""烦躁""失聪"等范畴。《素问·生气通天论》谓："阴平阳秘，精神乃治。"《素问·阴阳应象大论》谓："阴静阳躁。"可以分析出本病的主要病机是阴阳失衡而动静异常。

1980 年经捷、汪受传受导师江育仁之命到南京市脑科医院随陶国泰教授学习、研究本病，产生了最早的中医药治疗报道，提出本病的主要临床表现在于小儿神、志、情、性的改变，病机关键在于阴静阳动平衡的失调。1997 年出版的《普通高等教育中医药类规划教材·中医儿科学》（六版教材）首先列出了"儿童多动综合征"一节，2012 年发布的《（ZYYXH/T247-286-2012）中医儿科常见病诊疗指南》首次提出了"注意力缺陷多动障碍"的术语和定义、诊断、辨证、治疗建议。多年来，注意缺陷多动障碍的中医药临床及实验研究文献报道数以百计，仅 2007 年至 2018 年 8 月立项的国家自然科学基金项目便有 15 项。现代中医药对注意缺陷多动障碍的研究取得了显著的成绩。

小儿脏腑娇嫩，形气未充，体质特点为"三有余，四不足"，即心、肝、阳常有余，肺、脾、肾、阴常不足。这些生理病理特点与注意缺陷多动障碍发病关系密切，然发病与否，又与家族禀赋、胎禀不足有较大关联。小儿先天禀赋不足、后天护养失当、产伤、外伤或情志失调时，在小儿"三有余，四不足"的体质基础上，导致阴阳失调，阴静不足而阳动有余，出现注意力涣散、活动过多、冲动任性等证候而发病。

注意缺陷多动障碍的发病与心肝脾肾四脏功能失调关系密切。小儿生理病理特点为"心常有余，肝常有余"，又有小儿为"纯阳"之体说法。若家长溺爱太过，小儿所欲未遂，肝气郁结；或管教束缚过严，精神紧张，肝气不舒，日久气郁化火导致心肝火旺而发为本病。《丹溪心法·小儿》云："小儿易怒，肝病最多，大人亦然。肝只是有余，肾只是不足。"肝火旺则性情执拗，冲动任性，兴奋不安。心为君主之官，智慧之源，心火旺则注意力不集中，神志飞扬不定。脾藏意，在志为思，小儿脾常不足，肝火旺盛，肝木克伐脾土，损伤脾气；或喂养不当，或疾病所伤，脾失濡养，则静谧不足，表现为兴趣多变，做事有头无尾，言语冒失，不能自制，土虚则肝木愈旺，动静不能互制。肾藏精，主骨生髓通于脑，主伎巧，小儿肾气未充，或病后肾气虚衰，髓海空虚，则可动作笨拙不灵、遗尿等。肾水不能涵木则肝阳易亢，肾水无以制火则心火有余，而见心烦、急躁、易怒等症。

在脏腑功能失调、阴阳失衡的基础上，又可产生诸病理产物，尤以风、火、痰三者为著。风性善行数变，风性主动。风胜则动，行为好动，身体好动，心绪多动不定，亦可归属于风之证候。古人云"树欲静而风不止"。此风属于内风，与小儿"肝常有余""阴常不足"生理特点密切相关。肝主疏泄，为风木之脏，体阴用阳，阳常有余，阴常不足，故肝阳、肝气相对有余，肝阴、肝血相对不足。情志不舒或罹患疾病，均可导致气机失调、肝气郁结，加之肝常有余，肝旺易生风，或肝肾阴虚，水不涵木，肝风内生，表现为冲动任性、兴趣多变、多动不宁诸症。肝气有余，肝气郁结，"气有余便是火"，或肝肾阴虚，阴虚火旺，"风火相煽"，风火相合，内扰心神，则见性情执拗，急躁易怒，坐立不定诸症。小儿脾常不足，又饮食不能自节，损伤脾胃，或肝木克伐脾土，脾虚不运，痰浊内生，痰邪随肝风而动，变化多端，内扰心神则神思涣散。风痰内扰，可引发儿童注意缺陷多动障碍。

2. 证治有道

注意缺陷多动障碍的中医药治疗已经取得了不少成果，显示了中医药对于本病有效、安全的优势。但是，对于本病临床疗效的提高，特别是难治性病例的治疗方法研讨，还有许多工作需要深入开展。

注意缺陷多动障碍之心脾两虚证的辨证和治疗。小儿心气虚，心神失养，脾虚失运，化源不足，不能濡养五脏和髓海，故见神思涣散，多动不已诸症。症见神思涣散，注意力不能集中，或虽能集中但时间短暂，活动过多，动作行为杂乱无目的性，气短，精神倦怠，常自汗出，记忆力差，喜忘，心悸，夜寐不宁，多梦夜惊，口吃，面色无华，偏食纳少，舌质淡红，苔薄白，脉虚或细弱。本证以神思涣散，多动而不暴躁，记忆力差，神疲乏力，舌淡苔薄白，脉虚弱为特征。偏心气虚者，形体消瘦，做事有头无尾，睡眠不熟，伴自汗盗汗；偏脾气虚者，形体虚胖，偏食纳少，面色无华，记忆力差。本证虚多实少，法当补益为主，平抑为次。治法宜养心安神，健脾益气。方用归脾汤合甘草小麦大枣汤加减。归脾汤是治疗心脾两虚证的常用方，出自《严氏济生方》，由白术、茯神、黄芪、龙眼肉、酸枣仁、党参（人参）、木香、甘草、当归、远志组成。方中参、芪、术、草、姜、枣甘温补脾益气；当归甘辛温养肝而生心血；茯神、枣仁、龙眼肉甘平养心安神；远志交通心肾而定志宁心；木香理气醒脾，以防益气补血药滋腻滞气，有碍脾胃运化功能。故本方为养心与益脾并进之方。甘草小麦大枣汤出自张仲景《金匮要略》，由甘草、小麦、大枣三味组成，能养心安神、和中缓急，亦补脾气，原书用治脏躁。其中甘草甘缓和中，养心以缓急迫为主；辅以小麦微寒以养心宁神；大枣补益脾气，缓肝急并治心虚。三味甘药配伍，具有甘缓滋补、柔肝缓急、宁心安神之效，江育仁教授早年就推荐本方的使用。临证在上述两方的基础上化裁，常用党参、黄芪、白术、大枣、炙甘草补脾益气；茯神、远志、酸枣仁、龙眼肉、当归、浮小麦养心安神；木香理气醒脾。注意力不集中者，加益智仁、龙骨养心宁神；睡眠不熟者，加五味子、夜交藤养心安神；记忆力差，动作笨拙，苔厚腻者，加半夏、陈皮、石菖蒲化痰开窍。惊惕不安者加钩藤、蝉蜕；脘腹胀满者加厚朴、陈皮；反复感冒者加黄芪、防风、炒白术。

注意缺陷多动障碍之肝肾阴虚证的辨证和治疗。小儿为稚阴稚阳之体，易于出现阴阳失衡。若肝肾阴亏，阴精不足，无以涵养肝木，则阳浮妄动，出现急躁、冲动等多动症的表现。症见多动难静，急躁易怒，冲动任性，难于自控，神思涣散，注意力不集中，难以静坐，或有记忆力欠佳、学习成绩低下，或有遗尿、腰酸乏力，或有五心烦热、盗汗、大便秘结，舌质红，舌苔薄，脉细弦。本证以急躁易怒、冲动任性、五心烦热、舌红、苔薄、脉细弦为特征。肾阴虚者，五心烦热，盗汗，腰酸乏力，记忆力差；肝阳亢者，急躁易怒，冲动任性；肾精亏者，脑失聪明，学习困难。本证属阳有余而阴不足，宜长养其阴，平抑其阳，阴阳和燮，水火相济，则诸症可宁。治法宜滋养肝肾，平肝潜阳。方用杞菊地黄丸加减。杞菊地黄丸出自《医级》，为六味地黄丸原方加枸杞子、菊花组方，除能滋阴补肾外，尚兼有养阴平肝、滋水明目的作用。临床常在此方基础上加减使用，用枸杞子、熟地黄、山茱萸滋补肝肾；山药、茯苓健脾养心；菊花、牡丹皮、泽泻泻肝肾之虚火；龙齿、龟甲宁神定志。夜寐不安者，加酸枣仁、五味子养心安神；盗汗者，加浮小麦、龙骨、牡蛎敛汗固涩；急躁易怒者，加石决明、钩藤平肝潜阳；大便秘结者，加火麻仁、瓜蒌子润肠通便；口渴、午后潮热者，加麦冬、玄参。肾水不足，心火上炎者，可用黄连阿胶汤加减。若虑其苦寒直折，复伤其阴时，可用《摄生秘剖》中补心丸化裁，以滋阴清热，补心安神，常用药为石菖蒲、北沙参、生地黄、丹参、青果、茯苓、麦冬、当归、柏子仁、甘草。

注意缺陷多动障碍之痰火内扰证的辨证和治疗。证由小儿气滞湿阻，结为痰浊，郁而化热生火，痰火互结，上扰心神，神明受扰而起，以至注意力不能集中，多动难静，冲动任性。症见多动多语，烦躁不宁，冲动任性，难于制约，兴趣多变，注意力不集中，胸中烦热，懊恼不眠，纳少口苦，尿赤，大便燥结或溏而不爽，舌质红，苔黄腻，脉滑数。本证标实本虚，以多动多语，烦躁不宁，难于制约，胸中烦热，懊恼不眠，舌质红，苔黄腻，脉滑数为特征。治法宜清热泻火，化痰宁心，方用黄连温胆汤加减。黄连温胆汤源自清《六因条辨》，由温胆汤加黄连组成，药物有黄连、半夏、竹茹、枳实、陈皮、茯苓、甘草、生姜。温胆汤中半夏为君，降逆和胃，燥湿化痰。以竹茹为臣，清热化痰，止呕除烦；枳实行气消痰，使痰随气下。佐以陈皮理气燥湿，茯苓健脾渗湿，脾湿去痰消，使以枣、姜、甘草益脾和胃而协调诸药，本方再加入黄连，有清心宁神之力。临床常用本方加减，黄连、灯心草清泻心火；陈皮、法半夏、胆南星燥化湿痰；竹茹、瓜蒌清热化痰；枳实理气化痰；石菖蒲化痰开窍；茯苓、珍珠母宁心安神。烦躁易怒者，加钩藤、龙胆平肝泻火；大便秘结者，加大黄通腑泻火。实热顽痰内阻清窍者，可用礞石滚痰丸（包煎）；积滞中阻者，可加炒麦芽、鸡内金、莱菔子；大便秘结难下者，可加生大黄（后下）；口苦苔黄尿赤、外阴湿痒者可加龙胆、栀子、淡竹叶、车前子。

　　注意缺陷多动障碍之脾虚肝旺证的辨证和治疗。本证由小儿肝常有余，肝气旺盛，肝盛生内风；脾常虚，脾虚不运，脾主思功能失司所致。偏肝旺证以多动多语、兴趣多变、急躁易怒、脉弦为主症；偏脾虚证以注意力涣散、记忆力差、纳呆、便溏、舌淡为主症。治法为健脾平肝，疏肝解郁，方用逍遥散加减。逍遥散出自《太平惠民和剂局方》，方中柴胡疏肝解郁；白芍滋阴柔肝；当归养血活血；茯苓、白术、甘草健脾益气；生姜温胃和中；薄荷疏肝而散郁热；夏枯草清泻肝火。肝火盛者，加黄芩、牡丹皮、栀子加强泻火之力。

　　注意缺陷多动障碍除了药物治疗，还可以辅以心理行为治疗、针灸治疗、感觉统合训练等多种治疗方法。对于西医治疗无效者可以改用中医辨证治疗。对于西药治疗有效而家长虑其副作用前来求治于中医者，应将疾病本身的症状与西药副作用产生的症状给以综合辨证，有效后再渐减西药。总之，本病治疗还应当从多种途径入手，提高治疗的有效性和安全性。

第十二章

孤独症谱系障碍

【概述】

孤独症谱系障碍又称孤独症、自闭症，是一类起病于发育早期，以社会交往障碍、交流障碍、兴趣狭窄和行为方式刻板为特征，多数伴有智力发育障碍的神经发育障碍性疾病。本病临床以性格孤僻、自我封闭、交流交往障碍、少语、无语、喃喃自语、动作刻板重复、兴趣狭窄为主要表现。

中医古籍无孤独症谱系障碍、自闭症之病名，综观历代古籍的描述，有"童昏""惛塞""语迟"等记载，所描述的证候特点与孤独症谱系障碍有某些相似之处。如《国语·晋书》载："童昏不可使谋。"《诸病源候论·小儿杂病诸候·惛塞候》说："人有禀性阴阳不和，而心神惛塞者，亦有因病而精采暗钝，皆由阴阳之气不足，致神识不分明。"指出先天禀赋不足或后天疾病原因，导致阴阳之气不足，而产生精神思维活动和感觉功能障碍。先天禀受父母精血不足，则髓海未充，脑髓空虚，则不能主宰精神思维活动和感觉功能，因而出现心智低下的表现。清·唐容川《医经精义·脏腑之官》说："精以生神，精足神强，自多伎巧。髓不足者力不强，精不足者智不多。"程杏轩《医述·杂证汇参》云："脑为髓之海……脑髓纯者灵，杂者钝。"综上所述，中医学已有了相关本病的初步认识，认为该病的病位在脑，病因有先天和后天因素两大类，病机先天不足，肾精亏虚，心窍不通，神失所养，为后人对该病的认识和治疗提供了理论依据。

【病因病机】

孤独症的病因可分为先天禀赋不足，后天失养。先天禀赋不足多为父母体质不佳，高龄生育妊娠，母孕期疾病、外伤、精神摄养不当、药物不当等损伤胎元；后天失养多为生后喂养不当，护养不周，大病、久病引起身体虚弱，影响脑发育。

1. 心肝火旺

先天禀赋不足，护养不当，五志化火，热扰心神，心神不能自主而见不语或少语、刻板动作等症；情志不遂，肝气郁结，气郁化火，肝风内动而见情绪不宁、多动、跑跳无常等症。

2. 痰蒙心窍

先天禀赋不足，饮食不当，病损脾胃等导致脾失运化，痰湿内盛，痰浊上扰，蒙闭心窍而心昧神昏，上犯于脑则元神不明，清窍不利而见喃喃自语、行为孤僻、目不视人等症。

3. 心脾两虚

先天禀赋不足，心神怯弱；大病、久病，身体大亏，涉及心脾；饮食不当，脾虚失运，心脾两虚而见少语或不语，语言重复，行为孤僻，刻板动作等症。

4. 肾精不足

肾能藏精生髓，为先天之本，亦为元神之本。先天禀赋不足，大病、久病及肾，肾气亏虚，生精化髓功能不足，脑失所养而见发育迟缓、筋骨萎软，动作笨拙等症。

孤独症的病因病机为先天不足、肾精亏虚、心窍闭塞、神失所养、肝失疏泄、痰浊蒙窍；病位主要在脑，与心、脾、肝、肾有密切关系。

【临床诊断】

1. 诊断要点

（1）父母或其他亲属有精神、神经疾病病史，或有性格、气质缺陷；母高龄产、早产、难产、出生窒息抢救病史等。

（2）多见于男孩，起病于婴幼儿期。

（3）主要表现为在多种环境中持续性地显示出社会沟通和社会交往的缺陷，局限的、重复的行为、兴趣或活动。30%～50%患儿存在智力发育障碍，1/3～1/4患儿合并癫痫。

2. 鉴别诊断

（1）注意缺陷多动障碍：两者均可见多动表现。多动症儿童主要表现为行为兴奋、多动、孤僻、不合群，上课注意力不集中，作业不认真。但他们随着年龄的增长和教育干预，症状会渐渐减轻消失，其基本的社会交往、交流没有障碍。孤独症儿童有多动现象占36%～47%，不超过半数，而呆板动作、刻板的语言、强迫性、仪式性动作的出现率却高达 88% 以上，明显高于半数，而且这些症状多数不随年龄增长而改变，采取有效的教育干预可以部分缓解。

（2）智能迟缓：突出表现为智力较同龄儿童明显低下，并伴有社会适应缺陷，但无异常的社会关系人际交往、明显的兴趣狭窄及刻板重复动作等障碍。两者区别在于：孤独症智力的各方面发展不平衡，智能迟缓则是智力全面发育低下，智力测验量表得分普遍性低下。

【辨证论治】

1. 辨证要点

孤独症多属虚证。虚以心脾肾虚为主，涉及肝；实者以痰浊阻窍为主。本病往往心、脾、肾三脏同时受累，病程中互相影响，很少单一脏腑发病，临床表现复杂，往往虚实夹杂。各证皆可见刻板动作、行为孤僻，心肝火旺证以不语或少语，时有尖叫，声音高亢，目光回避为特点；痰蒙心窍证以喃喃自语，语义不清，目不视人为特点；心脾两虚证以少语或不语，语言重复为特点；肾精不足证以语言发育迟缓，少语，反应迟钝为特点。

2. 治疗原则

本病治疗以调理脏腑、醒脑开窍为基本原则。若偏于心肝火旺者，治宜清心平肝；偏于痰蒙心窍者，治宜豁痰开窍；偏于心脾两虚者，治宜健脾养心；偏于肾精不足者，治宜滋补肝肾。可以辨证口服中药、中成药，施以针刺、推拿治疗，也可给予物理因子治疗，同时应配合康复训练与特殊教育等综合措施提高疗效。本病需要早发现、早诊断、早治疗，坚持长期治疗。

3. 证治分类

（1）心肝火旺

证候　不语或少语，时有尖叫，声音高亢，刻板动作，或行为孤僻，目光回避，伴有急躁易怒，多动、注意力不集中，情绪不宁，跑跳无常，不易管教，少寐，或夜寐不安，时有便秘溲黄，舌质红或舌边尖红，苔薄黄，脉弦或数，指纹紫滞。

辨证　本证由心肝火旺，心神失主，肝气横逆所致。以不语或少语，时有尖叫，声音高亢，伴急躁易怒、多动、情绪不宁等心肝火旺证候为辨证要点。

治法　清心平肝，安神定志。

方药　龙胆泻肝汤合安神定志丸加减。常用龙胆、栀子清肝泻火；生地黄、黄连清心泻火；柴胡、郁金疏肝解郁；当归补心血，又引药入心肝经；石菖蒲化痰开窍；珍珠母、龙骨、远志、茯苓镇惊安神定志。

不易入睡、夜眠不安者，加酸枣仁、首乌藤、五味子以宁心安神；便秘者，加大黄、枳实以通腑泄热；伴癫痫发作者，加钩藤、全蝎、羚羊角粉（冲服）以平肝潜阳，息风止痉。

（2）痰蒙心窍

证候　喃喃自语，语义不清，行为孤僻，刻板动作，目不视人，伴有表情淡漠，神情呆滞，对指令视而不见、充耳不闻，舌质淡，舌体胖大，苔腻，脉滑，指纹淡紫。

辨证　本证由痰浊蒙蔽清窍，心脑混沌，神机不灵所致。以喃喃自语，语义不清，目不视人，安静孤僻为辨证要点。

治法　豁痰宁心，醒脑开窍。

方药　涤痰汤加减。常用半夏燥湿化痰；陈皮理气化痰；白术、茯苓健脾渗湿化痰；竹茹、瓜蒌、胆南星清热化痰；石菖蒲、僵蚕豁痰开窍醒神；远志宁心安神，祛痰开窍；青礞石下气消痰。

有抽搐者，加全蝎、僵蚕以祛风通络，息风止痉；纳呆、便秘者，加枳实、连翘导滞清热；精神抑郁者，加柴胡、郁金、合欢皮以疏肝解郁。

（3）心脾两虚

证候　少语或不语，语言重复，行为孤僻，刻板动作，伴神疲乏力，少气懒言，胆怯易惊，夜寐易醒，肢冷或有自汗，面色少华，纳差，舌质淡，苔薄白，脉细弱，指纹色淡。

辨证　本证由心脾两虚，心神失养所致。以少语或不语，语言重复，行为孤僻，伴胆怯易惊，少气懒言为辨证要点。

治法　健脾益气，养心安神。

方药　归脾汤合养心汤加减。常用龙眼肉补心脾，益气血；党参（人参）补气安神益智；黄芪、山药、白术健脾益气；酸枣仁益心脾安神志；茯神、远志、五味子宁心安神；当归补益心血。

闷闷不乐、沉默少语者，加柴胡、川楝子以疏肝解郁；食少、纳呆者，加茯苓、麦芽、厚朴以健脾消积；泄泻者，加炮姜、葛根温中升阳；四肢不温者，加肉桂、制附子、炮姜温补脾肾阳气；久病阴血亏虚者，加熟地黄、阿胶补血滋阴，益精填髓。

（4）肾精不足

证候 语言发育迟缓，少语，行为孤僻，反应迟钝，刻板动作，伴有运动发育迟缓，身材矮小，筋骨萎软，动作笨拙，舌淡红，脉细弱，指纹沉而色淡。

辨证 本证由肾虚不能生精，脑髓不充，髓海空虚所致。以少语、行为孤僻、反应迟钝，伴语言、运动发育迟缓为辨证要点。

治法 滋补肝肾，填精益髓。

方药 六味地黄丸合菖蒲丸加减。常用熟地黄、鹿角胶补肾益精填髓；山药、茯苓健脾益气，以资后天化源；牡丹皮、泽泻泻肾之相火；山茱萸补益肝肾；龟甲、鳖甲益肾强骨、养血补心；益智仁温脾暖肾；石菖蒲豁痰开窍醒神。

形寒肢冷者，加制附子、肉桂以温壮肾阳；身材矮小者，加骨碎补、杜仲强筋壮骨；智力明显落后者，加远志、茯神祛痰开窍，宁心安神；四肢萎软无力者，加杜仲、当归补血强筋；发迟难长者，加何首乌、肉苁蓉以补肝肾，益精血。

【其他疗法】

1. 中药成药

（1）龙胆泻肝丸：浓缩丸，每100粒重6g。每服<1岁1g、1～3岁2g、4～5岁3g、>5岁3～6g，1日2次。用于心肝火旺证。

（2）苏合香丸：每丸3g。每服<1岁1/6丸、1～3岁1/4丸、4～5岁1/3丸、>5岁1/2丸，1日2次。用于痰蒙心窍证。

（3）归脾丸：每瓶36g。每服1～3岁2g、3～5岁4g、>5岁6g，1日2～3次。用于心脾两虚证。

（4）六味地黄丸：每丸9g。每服<1岁3g、1～3岁4.5g、4～5岁6g、>5岁9g，1日2～3次。用于肾精不足证。

（5）左归丸：浓缩丸，每袋9g。每服＜1岁3g、1～3岁4.5g、4～5岁6g、＞5岁9g，1日2～3次。用于肾精不足证。

2. 针灸疗法

（1）头针：取穴：百会、脑户、语言一区、语言二区、语言三区。刺法：毫针平刺进针，沿皮刺入帽状腱膜下1～1.5寸。百会、语言二区、三区由前向后沿皮刺入，语言一区由下向上沿皮刺入，紧贴骨膜行针，针深近25mm，以抽气法运针10次，行强刺激，以针下有向内吸附感为度，留针2小时，留针期间坚持带针功能训练，行针3次。每周5次，3个月为1个疗程。

（2）体针：主穴：内关、神门、涌泉、悬钟。辨证取穴：心肝火旺证加心俞、肝俞、风池、太冲、少府、行间；痰蒙心窍证加脾俞、足三里、丰隆、劳宫、内关、大陵；心脾两虚证加心俞、脾俞、三阴交、足三里；肾精亏虚证加肝俞、肾俞、太溪、三阴交、足三里。对症取穴：构音困难、发音不清加舌针、廉泉。刺法：常规刺法。舌针毫针点刺不留针。每周5次，3个月1个疗程。

（3）靳三针：取穴：四神针（百会前后左右各1.5寸，针尖向外刺）、定神针（印堂、阳白穴上各5分，向下刺）、颞三针（耳尖直上2寸，其前后各1寸，向下刺）、颞上三针（耳尖直上3寸，前后各1寸，向下刺）、智三针（神庭、双本神，常规手法）、脑三针（脑户、双脑空，向下刺）、舌三针（上廉泉及左右各旁开0.8寸，用手法刺激不留针）、醒神针（人中、少商、隐白，常规操作）、手智针（内关、神门、劳宫，常规操作）、足智针（涌泉、泉中、泉中外，常规操作）。每周5次，3个月1个疗程。

3. 耳穴压豆

耳屏上选取心、肝、肾、脑点、交感、神门穴。用王不留行籽贴压，每周更换2次，每日手按压3次，每次3分钟。

4. 穴位注射

辨证选取2～4穴，选用营养神经、改善脑功能药或复方麝香注射液2mL交替穴位注射，每周3次，3个月1个疗程。

5. 推拿疗法

头面部：施开天门手法、分推额阴阳、叩击语言一区、二区、三区各1分钟，对口周和头面部穴位水沟、地仓、翳风、颊车、大椎进行顺时针方向按揉，每穴 1 分钟。

四肢部：心肝火旺证选用清肝木、清心火、清天河水，按揉少海、血海、合谷、太冲各 1 分钟；痰蒙心窍证按揉丰隆穴 1 分钟；心脾两虚证选用补脾土，按揉足三里 1 分钟；肾精不足证选用补肾水，按揉太溪、复溜 1 分钟。临床有两证同见者，可以多种手法同时使用。

背部：顺经推膀胱经第一线、第二线各 5 次，顺经推督脉 5 次，叩击华佗夹脊 5 次，捏脊 5 次。从第 2 次开始，术者根据患儿出现的不同症状，采用重提的手法，有针对性的刺激某些背俞穴，加强治疗。捏脊结束后，术者用双手拇指指腹，采用按揉并作对肾俞穴揉按 5 分钟。

每周 5 次，3 个月 1 个疗程。

【防护康复】

1. 预防

（1）孕妇妊娠早期患病用药需谨慎，特别是抗癫痫类药物。

（2）孕妇孕期避免病毒性感染，特别孕早期。

（3）孕妇孕期应避开化学污染因素。

（4）孕妇保持心情舒畅，避免受重大精神刺激和创伤。

2. 调护

（1）安全管理：清除患儿周围环境中的危险物品，防止烫伤、坠床、跌倒、碰伤等意外伤害，防止自伤的发生；活动时、如厕时等应有专人陪护。注意孩子的顺应性管理，避免引发情绪行为问题。

（2）情志调护：主动关心患儿，因人而异地通过解释、劝导、鼓励、引导等措施达到缓解患儿的心理问题。

（3）健康教育：早期发现，早期治疗，孤独症谱系障碍儿童要采用治疗和教育训练相结合的办法，减少其不适应、破坏性行为的出现，并使其潜能得以充分发挥，预后可以获得改善。

3. 康复

（1）维持家庭良好氛围；增加家长对患儿的信心与耐心。

（2）加强以家庭为中心的训练，特别注意父母的作用，让患儿及家属了解本病病程长，非进行性发展的特点，对治疗树立信心。

（3）及时发现患儿的进步，并巩固其发展。

【审思心得】

1. 循经论理

孤独症谱系障碍又称为孤独症、自闭症。自 1943 年被美国儿童精神病医生 LEO Kanner 首次描述以来，70 余年间人们对于本病的认识与研究不断探索，在病因、诊断、治疗等方面取得了丰富的成果。孤独症是以社会交往与语言沟通障碍、兴趣范围狭窄、刻板重复的动作为主要临床表现的一类综合征，临床多在 3 岁前起病。过去孤独症一直被认为是一种罕见疾病，但 1980 年以来关于孤独症的研究调查发现，发病率一直在稳步地上升。国外 2003 年有研究认为目前世界各地发病率约为 10/10000，国内报道广州 2009 年患病率为 75.4/10000、深圳 2012 年患病率为 27.6/10000，提示孤独症可能远比想象中更为普遍。

中医古籍无孤独症病名，但有诸如"童昏""惛塞""语迟""目无情"等病证的描述，与现代的孤独症患儿在社会交往、语言发展、学习兴趣等方面的障碍有类似之处。例如：隋·巢元方《诸病源候论·小儿杂病诸候·惛塞候》所说的"惛塞"即昏暗闭塞之意，可以理解为自我闭塞而交往障碍，其病因有先天禀性或后天患病，病机为阴阳之气不足、神识不分明。宋·阎孝忠《阎氏小儿方论·药方》说："治心气不足，五六岁不能言，菖蒲丸。"提出菖蒲丸可以用于因心气不足造成的语言发展障碍。《素问·宣明五气》在讲述五气所病时曰"肝为语"，即肝之气机出现异常，疏泄失常，就会出现言语方面的问题。因此，本病患儿或自言自语，或多言、或少语等语言问题可以认为与脑、心、肝的病变均有关。金·刘完素《素问玄机原病式》描述的火热病机证候符合部分自闭症儿童的特征，如"惊、惑、悲、笑、谵、妄""如丧神守""病至则恶人与火，闻木声则惕然而惊，心欲动，独闭户塞牖而处……"清·陈复正《幼幼集成·赋禀》认为："斯赋禀由之分厚薄……有情无情悉归于厚，非物之厚，由气厚也……有知无知，咸归于薄，非物之薄，由气薄也。"将小儿有情无情、有知无知归因于先天禀赋的厚薄。

　　语言交流障碍、社交障碍和行为异常是孤独症的三大核心表现。孤独症儿童语言发展迟缓、能力障碍，因而出现语言交流障碍，表现为无语、少语、喃喃自语、发声怪异、吐字不清等。汉·扬雄《法言·问神》说："故言，心声也。"语言功能主要为心脑所主，与肝脾肾脏也有密切关系。《难经·三十四难》云："心色赤……其声言。"《小儿卫生总微论方·五气论·心》曰："心气怯者，则性痴而迟语……心系舌本，怯则语迟也。"《阎氏小儿方论·菖蒲丸》曰："心气不足，五六岁不能言。"心气通于舌，舌才能柔软灵活，语言流利。言为心声，舌为心之苗窍，心窍不开，舌则难言。这里心指的是神明之心。若心神失养，心气不能通于舌而司语言，则舌强语謇或失语。肝气疏泄失常，则言语错乱、自言自语，与他人交流障碍。肾脉系舌，若小儿先天肾虚、心肾不交则心用失常，舌转不得而失言，心肾不交也是形成语迟的原因。后天脾胃亏损、津气不能上荣，心气血不足，心用失常所致者，临床表现为无语、少语、错语、语言含糊不清等症状。

　　社会交往障碍是儿童孤独症特征之一，临床表现在不与他人交流，目不视人，目光回避，听而不闻，不愿交际，孤僻独行，退缩，自我封闭。《灵枢·邪客》曰："心者，五脏六腑之大主也，精神之所舍也。"《素问·灵兰秘典论》曰："心者，君主之官也，神明出焉。"人之神识智慧、言语正常有赖于心主神明功能正常。若心气血不足，心神失养，或痰浊蒙蔽心神，则心主神明功能失常，可导致精神意识、思维、心理活动的异常，表现为不认亲疏、表情淡漠、反应迟钝、精神萎靡、神志不宁、自我封闭、不愿交际、兴趣狭窄等。肝主疏泄，调节全身气机升降出入。肝失疏泄则肝气郁滞，升发失常，肝不能谋，胆不能断，表现为精神抑郁，表情淡漠，闷闷不乐，神智迟钝难长。肝气郁结，气郁生痰，痰浊上蒙心窍则表情淡漠，神志痴呆，言语不清，喃喃自语，举止失常，对周围的人和物充耳不闻、视而不见。

　　动作刻板、足尖行走、行动僵硬、摇头、拍手、奔跑、手在眼前晃动、旋转、注意力短暂、多动、自伤、尖叫等行为异常是孤独症又一特征，这些异常行为与心、肝、脾功能密切相关。肝气郁结，化火生风，脾虚生痰，风火痰可分别或合邪致病，或痰浊蒙蔽心窍，或痰火内扰心神，或风痰内扰，神无所主，则见自伤、摇头、尖叫、傻笑等症；肝藏血，在体合筋、肝血充足、筋得其养，才能运动灵活，又运动准确、有目的，肝血亏损、筋骨失养则动作刻板重复、姿势奇特、行动笨拙。气郁化火，或痰湿郁久化热，痰火内扰心神，神志不宁致多动、注意力不集中、旋转、狂奔等。

总之，本病发病多由先天胎禀不足，或加后天失于调养，以致脏腑功能失调，心主神明功能失司。心为君主之官，神明由之出，心气不足、心神蒙蔽则神智难开；脾为后天之本，气血生化之源，脾虚不运则生化乏源，痰浊内生，上蒙心窍则智能迟缓，心智失常；肝失疏泄，生发失常则神智难长，肝郁化火，肝筋失养，肝火夹痰内扰心神则智能障碍、行为异常、动作怪异；肾生精主髓，脑为髓海，脑髓失充，精明之府失养，心用正常，尚有赖于心火与肾水互济，肾虚亦可致神志失常，智能迟缓，表现为语言发育迟缓、少语、反应迟钝、运动发育迟缓诸症。本病病位在脑，与心、肝、脾、肾关系密切。

2. 证治有道

孤独症患儿有社会交往、语言发展、学习兴趣等多方面的障碍，常不能独立生活，有些甚至需要终身照顾，给家庭和社会造成了沉重负担。因其病因和基因表达、生化改变的复杂性，至今发病机理尚未阐明，西医多采用特殊教育训练的治法，也有应用抗精神病药物等进行生物医学干预。中医目前在应用中药、针灸、推拿多种治法方面作出了努力，初步认为坚持长期治疗、综合治疗能取得一定的疗效。但本病究属疑难杂症，如何能提高疗效，尚需要深入探索、研究。

心脾两虚证是孤独症临床常见的证类，主要表现为少语，或不语，语言重复，语义不明，行为怪异孤僻，刻板动作，神疲乏力，少气懒言，胆怯易惊，夜寐易醒，肢冷或有自汗，面色少华，纳差，舌淡，苔薄白，脉细弱，指纹色淡。本证主要由心脾两虚，心神失养，心主神明失司所致。以少语或不语，语言重复，行为孤僻，伴胆怯易惊，少气懒言为辨证要点。治疗从补益心脾两脏着手。补益心气，使心气充足，邪气不能扰心，心主神明得复；益气健脾，使气血化源充足，正气存内，恢复生机。故治疗常以健脾益气、养心安神为基本大法。在养心健脾扶正的基础上，还需注意祛除痰浊、郁火、滞气、瘀血等病理产物，使扶正不留邪，祛邪不伤正。方选归脾汤（《正体类要》）合养心汤（《古今医统》）加减，常用药：生晒参、太子参、党参、炙黄芪、茯苓、炒白术、远志、全当归、石菖蒲、酸枣仁、磁石等。生晒参性平，鲜人参晒干而成，有大补元气、补肺益脾、生津益智之功效；太子参有补气生津之功效，药性平和，可久服；党参健脾益气生血，为补气常用药。为虑人参长期服用可能产生的兴奋、失眠、性早熟等副作用，建议以太子参、党参与生晒参交替服用，但三参虽同有补气作用，太子参、党参的益智安神作用则终不如生晒参也。炙黄芪性温，为补中益气之要药。茯苓有健脾养心之功效，《神农本草经》谓其"久服安魂魄养神。"《日华子本草》云："开心益智，止健忘。"白术健脾益气，燥湿利水，为健脾之要药。远志宁心安神，祛痰开窍，《神农本草经》云其"补不足，除邪气，利九窍，益智慧，耳目聪明，不忘，强志，倍力。"全当归养血补血、逐瘀血生新血。石菖蒲有豁痰开窍，醒神益智，化湿开胃之功效，《名医别录》云："久服聪耳明目，益心智。"酸枣仁醒脾宁心敛汗。灵磁石平肝潜阳、聪耳明目、镇惊安神，《本草衍义》谓其"养益肾气，补填精髓。"根据兼夹之不同，又常加入下面诸药：夹瘀者，加郁金、川芎行气化瘀、清心解郁；流涎多，加益智仁、怀山药温脾暖肾，摄涎；夹痰火者，加浙贝母、胆南星清热化痰；夹痰湿者，加橘红、法半夏燥湿化痰，理气健脾。其他兼证：食欲不振者，加焦山楂、六神曲、陈皮消食化积；食少苔腻者，加苍术、藿香以助健脾化痰；性情急躁，大便干结者，加决明子、夏枯草、柏子仁清肝泻火通便；多动易怒，肢体抽动者，加夏枯草、连翘、钩藤、牡丹皮息风止痉；夜寐欠安，惊醒哭闹者，加煅龙骨、牡蛎、珍珠母镇惊安神。

孤独症之心肝火旺证的辨证与治疗。本证以不语或少语，时有尖叫，声音高亢，伴急躁易怒、多动、情绪不宁等心肝火旺证候为特点，邪实本虚，邪实较重，治先以祛邪为要，以清心平肝，安神定志为法，方用龙胆泻肝汤合安神定志丸加减。常用栀子、黄芩清肝泻火，重症可加入少量龙胆（一般用 2～3g）；生地黄、黄连清心泻火；柴胡疏肝解郁；当归、白芍养血柔肝；石菖蒲化痰开窍；珍珠母、龙骨、远志、茯苓镇惊安神定志。

孤独症之痰蒙心窍证的辨证与治疗。本证以喃喃自语，语义不清，目不视人，安静孤僻，神情呆滞等为辨证要点。亦属邪实本虚，痰实较重，治先以祛邪为要，以豁痰开窍为法，方用涤痰汤加减。常用半夏燥湿化痰；陈皮理气化痰；白术、茯苓健脾渗湿化痰；竹茹、瓜蒌清热化痰；石菖蒲豁痰开窍醒神；远志宁心安神，祛痰开窍；痰火肝亢者用青礞石、胆南星坠痰下气平肝。

孤独症之肾精不足证的辨证与治疗。本证由肾虚不能生精，髓海空虚所致。以少语、行为孤僻、反应迟钝，伴语言、运动发育迟缓为辨证要点。治疗以滋补肝肾，填精益髓为基本治法，方用六味地黄丸合菖蒲丸加减。常用熟地黄补肾益精填髓；山药、茯苓健脾益气，以资后天化源；牡丹皮、泽泻泻肾之相火；山茱萸补益肝肾；益智仁温脾暖肾；石菖蒲以豁痰开窍醒神。形寒肢冷者，加制附子、肉桂以温壮肾阳；身材矮小者，加骨碎补、杜仲以强筋壮骨；智力明显落后者，加远志、茯神以祛痰开窍，宁心安神；四肢萎软无力者，加桑寄生、当归补血强筋；发迟难长者，加何首乌、肉苁蓉以补肝肾，益精血；肾精不足重症要加用血肉有情之品，如龟甲、鳖甲益肾生精、滋阴潜阳，鹿角、鹿角胶补肾益精、强筋健骨。

心肝火旺证和痰蒙心窍证以祛邪为主要治法，药多用苦寒、温燥、降气之品，久服有伤正之弊，治疗应中病即止，邪衰后当从本治疗或标本兼施。本为心脾肾虚，具体按心脾两虚证、肾精不足证调治。

孤独症发病常来自先天禀赋，加之后天调护、社会与环境等多种因素综合影响而发病，西医学也证实遗传因素是孤独症的重要致病因素，很可能是一组具有多态性的特殊基因决定了其易感性，因而意图将之根治便显得极为困难，对于本病的治疗应谋求及早治疗，改善预后。应用中医药可以消除其痰蒙心窍之证候，改善语言、智能发育和社会交往能力，既祛邪而改善神智，又可以健运脾胃、调畅气机，改善行为活动能力和身体素质，即扶正而提高机体功能，以期经长期调理后，接近或达到同龄儿水平。

因本病需长期服药治疗，可以在先用汤剂取效处方用药相对稳定后，教家长自行制备成糖浆剂口服。除辨证论治中药外，中医的其他疗法，如针灸、推拿也值得重视。特别是针刺疗法，报道治疗有效，其中以"靳三针疗法"为代表。推拿疗法在改善孤独症儿童睡眠，从而达到其他伴随症状的改善，也取得良好疗效。中医"三位一体"的治疗方法，即口服中药、针灸、推拿联合应用，根据患儿的共性及个性特点组方，能够取得较好的疗效。同时，提倡家庭、老师、心理医生和社会的共同参与，开展对本病的特殊教育和训练课程，综合治疗，能够提高治疗效果。

第十三章 儿童抑郁症

【概述】

抑郁症属情感障碍性精神病，是以情绪抑郁为主要临床表现的疾病。儿童、青少年有其自身的发病特点，常以哭闹、易激惹、违拗、不听话、不讲话、不交流、不思食、躯体症状、乱发脾气及自伤行为等为突出表现，常见于 6 ～ 12 岁儿童。随着社会压力的不断增大，学校及家庭对孩子期望值不断提高，儿童抑郁症的发病率日益增加。

中医古籍无抑郁症病名，根据其临床表现，可归属于中医"郁病""郁证"范畴。郁病是以心情抑郁、情绪不宁、胸部满闷、胸胁胀痛，或易怒易哭，或咽中如有异物梗塞等为主要临床表现的一类病证。郁病常由精神因素所引起，以气机郁滞为基本病理。《金匮要略·妇人杂病脉证并治》记载了属于郁病的脏躁及梅核气两种病证，并观察到这两种病证多发于女性，所提出的治疗方药沿用至今。明代《医学正传·郁证》首先采用郁证这一病证名称。自明代之后，已逐渐把情志之郁作为郁病的主要内容。如《古今医统大全·郁证门》说："郁为七情不舒，遂成郁结，既郁之久，变病多端。"《景岳全书·郁证》将情志之郁称为因郁而病，着重论述了怒郁、思郁、忧郁三种郁证的证治。《温病条辨·解儿难》云："小儿但无色欲耳，喜怒悲恐较之成人更专且笃，不可不察。"《幼科发挥·心所生病》说："儿性执拗，凡平日亲爱之人，玩弄之物，不可失也。失则心思，思则伤脾，昏睡不食。"指出小儿亦可因七情不畅而生郁病。

近年来，成人抑郁症得到了深入的研究，治疗方法比较成熟。儿童抑郁症的治疗研究较少，尚未得到足够的重视，由于抗抑郁西药的副作用较多，限制了在儿童的应用，发挥中医药辨证论治、不良反应少的优势治疗本病，应有较好的前景。

【病因病机】

抑郁症是一种以情绪低落、兴趣丧失、焦虑等为主要临床表现的神志异常疾病，以意识、认知等功能损害为核心症状。多责之脏腑功能不足，七情不遂，情志过激，两者相互影响，从而导致精神症状与躯体症状相互胶着，诸种病因相互结合是抑郁症的基本演变规律。

1. 心虚神怯，心神不定

小儿心常有余，对外界事物有深厚的探索兴趣，同时形气未充、脏腑娇嫩，心主神明功能稚嫩，心神怯弱未定，易受七情所伤。心气不足，心失所养，心神为邪所困而情绪抑郁、激惹、易怒。

2. 情志不畅，肝气郁结

厌恶、憎恨、愤懑、恼怒等精神因素，均可使肝失条达，气机不畅，以致肝气郁结而情绪抑郁。气为血帅，气行则血行，气滞则血瘀，气郁日久，气血运行不畅，心神失养；若气郁日久化火，则发生肝火上炎，上扰心神，而见激惹、情绪抑郁。

3. 思虑伤脾，健运失职

由于思念、思虑，精神紧张，或长期伏案学习思考，过思伤脾使气机郁结，或肝气郁结之后横逆侮脾，导致脾失健运，饮食减少，气血生化乏源，致使心脾两虚，心神失养。心主神、脾主思功能失常而见诸症。

4. 情志过极，心神受扰

由于所愿不遂，精神紧张，家庭不睦，遭遇不幸，忧愁悲哀等精神因素，损伤心脾，使心失所养而发生一系列病变。心失所养，邪扰心神，心神失守，以致精神惑乱，则悲伤哭泣，哭笑无常。

5. 肾精不足，脑失所荣

脑为髓海，元神之府，赖肾精充养，若肾精不足，则髓海失充，脑失所荣，导致儿童对外环境辨别力、学习能力不足，复为七情所伤，神志易出现异常，可见情绪低落、神情淡漠、思维迟缓、学习效率下降、记忆力减退等表现。

情志内伤是抑郁症的主要致病原因。情志因素是否造成发病，除与精神刺激的强度及持续时间的长短有关之外，也与机体本身的状况、心主神明功能强弱有极为密切的关系。正如《杂病源流犀烛·诸郁源流》所说："诸郁，脏气病也。其原本于思虑过深，更兼脏气弱，故六郁之病生焉。"说明机体的"脏气弱"是郁病发病的内在因素。

【临床诊断】

1. 诊断要点

（1）发病前多有社会、家庭环境改变造成精神刺激史。

（2）情绪改变：情绪低落，沉默少语，不与家人交流，有时无故哭泣，喜独处，经常自责，对平常喜欢的事情也没有兴趣，严重者可有自伤及自杀行为。行为改变：行为与发病前有很大改变，忽然变得好顶嘴、不听话、表现易激愤和冲动，厌学、注意力不集中、学习成绩下降，与同学的关系逐渐疏远等。躯体上的症状：可表现为食欲下降，不思进食，睡眠障碍，头痛，腹痛，乏力，头晕，胸闷等。

（3）持续时间超过 2 周。

2. 鉴别诊断

（1）精神分裂症：儿童精神分裂症和儿童抑郁症都可发生自杀行为，前者的自杀是在幻觉、妄想等精神症状的影响下出现，而后者则是在情绪低落，出现自责自罪、生不如死等精神症状下出现。

（2）脑器质性精神病：脑器质性精神病多具有智能障碍和神经系统阳性体征，一般不难鉴别。应详细了解病史和进行全面的神经系统检查，必要时做脑电图、CT、MR 及实验室检查可助鉴别。

【辨证论治】

1. 辨证要点

（1）辨脏腑：心气虚者，情绪低落伴胆怯易惊、少言寡语、不寐多梦、心悸、健忘；脾气虚者，情绪抑郁伴兴趣低落、食少纳呆、乏力困重；肝气郁结者，情绪抑郁伴急躁易怒、善太息；肾气虚者，情绪低落伴发育相对迟缓、思维能力下降。

（2）辨虚实：神情淡漠、思维迟缓、少言寡语、食少健忘、易惊惕者，多为虚证；急躁易怒、激惹、哭笑无常者，多为实证。

本病初起，病变以肝郁气滞为主，常兼痰结、食滞、肝火、血瘀等，多属实证。病久则易由实转虚，随其影响的脏腑及损耗气血阴阳的不同，而表现心、脾、肝、肾亏虚的不同证候。

2. 治疗原则

理气解郁、调畅气机、调理脏腑是本病治疗的基本原则。对于实证，首当理气开郁，并应根据兼夹痰结、食积、湿滞、肝火、血瘀等不同而分别合用祛痰、消食、化湿、降火、活血等法。虚证则应根据损及的脏腑及气血阴精亏虚的不同情况而补之，或养心安神，或补益心脾，或滋养肝肾。对于虚实夹杂者，则又当视虚实的偏重而轻重用药。

3. 证治分类

（1）心虚神怯

证候 情绪抑郁，胆怯易惊，自信心不足，遇事退缩，闷闷不乐，少言寡语，失眠多梦，舌质淡，苔薄白，脉细。

辨证 本证多由禀赋不足，心神虚怯，平素胆小易惊儿童，承受压力能力差，七情太过，内扰心神，心神无主所致。情绪抑郁，胆怯易惊，自信心不足，遇事退缩，不与人交流为辨证要点。

治法 补心安神。

方药 天王补心丹加减。常用党参（人参）、茯苓补益心气，宁心安神；酸枣仁、五味子敛心气，安心神；柏子仁、远志养心安神；生地黄滋阴养血；麦冬滋阴清心；丹参、当归助以补血养血；石菖蒲醒神开窍益智。

心气虚著者，用生晒参加强补益之力，加黄芪增强补心气之功；兼脾虚者，加白术健脾益气；心悸者，加龙骨、牡蛎重镇潜阳，宁心安神；梦多者，加竹茹清心化痰；兼肾虚者，加山茱萸、补骨脂补肾填精。

（2）肝郁气滞

证候 情绪抑郁，思维缓慢，自责自卑，厌学，甚或有自杀企图，或沉默寡言，反应迟钝，两胁胀痛，或面色晦暗，舌质淡，苔薄白，脉弦细。

辨证 本证多由七情过激，肝气郁结，气机不畅，肝失疏泄，谋虑失常，不能调节情志，以致忧思不能解而发病。以情绪抑郁，伴自责自卑、沉默寡言、反应迟钝为辨证要点。

治法 疏肝解郁。

方药 柴胡疏肝散加减。常用柴胡疏肝解郁；枳壳、陈皮理气行滞；芍药养血柔肝；川芎活血行气；香附理气疏肝；石菖蒲、远志豁痰开窍，安神定志；合欢皮安神解郁；郁金清心解郁；甘草调和诸药。

心烦易怒者，加栀子、淡豆豉清热除烦；梦多惊惕者，加龙骨、牡蛎镇惊安神。

（3）肝郁化火

证候　精神抑郁，易发脾气，社交退缩，暴躁不安，甚则有攻击行为，注意力不集中，学习成绩下降，口苦，口干，食欲不振或有耳鸣，面赤唇红，便秘，舌质红，苔薄白或黄，脉弦数。

辨证　本证由七情过激，肝气郁结，气郁化火，肝失谋虑，内扰心神所致。以精神抑郁，伴易发脾气、暴躁不安、注意力不集中等为辨证要点。

治法　清肝泻火。

方药　泻青丸加减。常用龙胆苦寒直泻肝火；酒大黄、栀子清肝泻火，导热下行；防风、羌活散郁火；川芎、当归养肝血，理气活血。

头痛、目赤、耳鸣者，加菊花、钩藤、蒺藜平肝潜阳；口苦、嗳气、胁痛者，加吴茱萸、黄连泻火降逆。

（4）肝郁脾虚

证候　情绪低落，多愁善感，沉默少言，失眠，健忘，社交退缩，神疲乏力，成绩下降，食欲减退，食量减少，甚至不思进食，体重下降，或伴有头晕，两胁胀满，腹胀，腹泻或便秘；舌质淡，苔薄白，脉弦细。

辨证　本证由抑郁日久，肝郁不解，脾失健运，肝不能调节情志，脾不能主思意所致。以情绪抑郁、多愁善感、食欲下降、社交退缩、健忘、成绩下降等为辨证要点。

治法　疏肝健脾。

方药　逍遥散加减。常用柴胡、玫瑰花疏肝解郁；当归、白芍养血柔肝；白术、茯苓健脾助运；石菖蒲、远志安神定志；炙甘草益气补中，缓肝之急；生姜温胃和中；薄荷疏散郁遏之气。

食欲不振、体重下降者，加太子参、黄芪健脾益气；腹胀、便秘、纳呆者，加莱菔子、厚朴、六神曲消食下气。

（5）肾精不足

证候　情绪低落，发育相对迟缓，身材矮小，甚则智力不足，动作迟钝，精神呆钝，神疲乏力，失望孤独，失眠，健忘，遗尿，或见鸡胸、龟背。肾阴虚者常伴五心烦热，潮热盗汗，头晕耳鸣，舌红少苔，脉细数；肾阳虚者常伴精神不振，面白身倦，畏寒肢冷，舌淡胖，苔白，脉沉弱。

辨证　本证多由先天禀赋不足，肾气亏虚，生精充髓乏力，精气神不足所致。以情绪抑郁，伴发育相对迟缓、身材矮小、失望孤独、精神呆钝等为辨证要点。

治法　补肾填精。

方药　肾阴虚为主者，六味地黄丸加减；肾阳虚为主者，金匮肾气丸加减。常重用熟地黄滋阴补肾，益精填髓；山茱萸补养肝肾涩精；山药平补肺、脾、肾三脏；泽泻利湿泄浊；牡丹皮清泄相火；茯苓渗湿健脾；石菖蒲豁痰开窍，醒神益智；远志宁心安神，祛痰开窍。肾阳虚者，加附子补火助阳，桂枝振阳化气，温通经脉。

发育落后者，加紫河车大补精血虚损；神疲乏力、健忘者，加党参、黄芪补益肺脾之气；五心烦热、盗汗、耳鸣者，生地黄易熟地黄，加栀子、白芍清虚热除烦。

【其他疗法】

1. 中药成药

（1）天王补心丸：每丸9g。每服3～4.5g，1日3次。用于心虚神怯证。

（2）龙胆泻肝丸：浓缩丸，每100粒重6g。每服1～3岁2g、4～5岁3g、>5岁3～6g，1日2次。用于肝郁化火证。

（3）逍遥丸：每袋6g。每服3g，1日2次。用于肝郁脾虚证。

（4）六味地黄丸：每丸9g。每服3～4.5g，1日3次。用于肾精不足偏肾阴虚证。

（5）金匮肾气丸：每丸9g。每服3～4.5g，1日3次。用于肾精不足偏肾阳虚证。

2. 针灸疗法

取穴：百会、中脘、合谷、太冲、足三里、三阴交、肝俞、脾俞、肾俞，侧卧位，直刺或平刺，得气后行补法，留针15～20分钟。

3. 推拿疗法

按揉印堂穴、神庭穴2分钟，开天门9遍，分额阴阳9遍，运太阳1分钟，按揉百会、四神聪各 30 秒。

【防护康复】

1. 预防

（1）营造和谐的亲子关系、家庭氛围。

（2）充分认识孩子的兴趣和能力，避免给予过大的期望和压力。

（3）及时发现孩子的不良情绪，帮助孩子解除困扰。

（4）培养孩子乐观人生态度。

2. 调护

（1）合理的膳食结构，避免暴饮暴食。

（2）配合治疗，按时服药。

（3）调整心态，加强沟通，鼓励参加文体活动，恢复正常生活的信心和态度。

3. 康复

（1）保持良好的心态和情绪。

（2）适度的锻炼和社交活动。

（3）保证充足的睡眠，亦勿睡眠过多。

【审思心得】

1. 循经论理

抑郁症属情感障碍性精神病，是以情绪抑郁为主要临床表现的疾病。儿童、青少年患抑郁症尚有其自身的特点，以哭闹、易激惹、违拗、不听话、不讲话、不交流、不思食、躯体症状、乱发脾气以及自伤行为等为突出表现，常见于 6 ～ 12 岁儿童。随着社会压力的不断增大，学校及家庭对孩子期望值越来越高，儿童抑郁症的发病率日益增加。

尽管一些人认为儿童尤其是婴幼儿患抑郁症的很少，但古代医家却早已提出过案例报告。明·万全《幼科发挥·客忤似痫》记载："一儿半岁，忽日惨然不乐，昏睡不乳。予曰：形色无病。将谓外感风寒，则无外感之证；将谓内伤乳食，则无内伤乳食之证。此儿莫有所思？思则伤脾，乃昏睡不乳也。其父母悟云：有一小厮相伴者,吾使他往,今三日矣。乳母亦云:自小厮去后,便不欣喜,不吃乳。父急命呼之归,儿见其童嬉笑。父曰:非翁之妙术不能知也。"

2001 年世界卫生组织和联合国儿童基金会所提供的资料显示,儿童抑郁症的发病率为 3.8%,少年患抑郁症的发病率为 8.3%。我国学龄期儿童抑郁症往往是通过与其年龄有关的各种行为问题表现出来,使基本抑郁症状态更加复杂化,在日常生活中,其父母、学校老师常忽视孩子的抑郁表现,从而延误病情。

抑郁症属中医学"郁病"范畴。郁病是以心情抑郁、情绪不宁、胸部满闷、胸胁胀痛,或易怒易哭,或咽中如有异物梗塞等为主要临床表现的一类病证,常由于情志不舒、气机郁滞所致。中医古籍对成人郁病的论述丰富,然而对小儿的郁病论述较少。《温病条辨·解儿难》云:"小儿但无色欲耳,喜怒悲恐较之成人更专且笃,不可不察。"指出小儿不但有七情困扰的情况,且较成人更为严重,加之小儿脏腑娇嫩,神气未充,心神怯弱,更易为七情所困而出现肝气郁结,情志抑郁。

儿童抑郁症的病因病机可分为七情内伤和正气不足、脏气亏虚两类。肝属木,主疏泄,性喜条达,儿童抑郁症与肝气郁结有密切关系。日常生活、学习各种压力施加在儿童身上,导致儿童精神紧张、压抑,若不能及时疏解,则使肝气郁结,疏泄不利,精神情志渐失常态,逐渐产生自责自卑、厌学的情绪,或沉默寡言、抑郁,甚至暴躁不安、失望孤独。小儿"肝常有余",肝属木,心属火,木旺生火。儿童情志抑郁,日久化火,火热上扰,易扰动心神,心神不宁,使儿童情绪不宁,失眠多梦,暴躁易怒。胆主决断,胆气不足,又可致谋而不能决,表现为思虑不止,犹豫不决。

精神刺激、情志失调是否导致儿童抑郁症发病,还与心、脾、肾、胆等脏器功能是否失调有密切关系,若脏气功能失调,则易在精神刺激、情志失调的基础上发病。心主神明,与抑郁症的发生密不可分。《类经·疾病类·情志九气》说:"心为脏腑之主,而总统魂魄,兼赅意志……情志所伤,虽五脏各有所属,然求其所由,则无不从心所发。"人的精神、意识、思维活动的产生,归属于心主神明的作用,其功能正常,有赖于脏气的充养,如果心气充足,心主神明功能正常,人就精神振奋,情绪乐观,思维敏捷,能适应各种复杂的自然和社会环境的变化,不易为七情所伤;反之,就会导致人的灵思不敏,思维迟钝,情绪抑郁,精神不振,健忘善变,社会、自然环境适应能力不足。

《素问·宣明五气》云："脾藏意。"脾胃为后天之本，主运化，受纳腐熟水谷，化生水谷精微以充养气血，气血为神志活动及生命活动的物质基础。小儿"脾常不足"，若饮食不节，损伤脾气，脾失健运。脾为气血生化之源，在志为忧，气血不足，则易忧思善哭，使小儿情绪低落，凡事郁结于心，多愁善感，遇事犹疑不决，不思进食。《中西汇通医经精义·上卷》云："脾阳不足则思虑短少，脾阴不足则记忆多忘。"思虑与多忘为抑郁症突出表现。《素问·阴阳应象大论》又云："思伤脾。"凡是思念、思虑、思考过度，均可使脾伤不能主意，导致情志抑郁，闷闷不乐，食欲不振。而肝气郁结失于条达者，也易于横逆伤脾而产生诸种脾胃见症。

小儿"肾常虚"，肾气充足与否直接影响了脑髓的发育是否健全。小儿形气未充，脏腑娇嫩，或先天不足，或后天失养，导致肾精不足。脑为髓海，元神之府，有赖于肾精补养，肾精不足，则髓海失充，脑失所荣，导致儿童对外环境辨别力较差，易为七情所困，神志出现异常，见神情淡漠、思维迟缓、学习效率下降、记忆力减退等表现。

儿童抑郁症临床表现与成人有所不同，患病儿童常以某些不适为主诉，如腹痛、胸闷、头痛等，以掩盖自身精神情绪问题，或曾向家长反映自身忧愁，家长未能重视，甚至受到批评责骂。儿童这些主诉常与精神情绪、特定环境有关，如上学前、考试前、睡觉前不适，脱离相关环境可明显减轻或消失等，在临证时需要注意儿童的精神情绪，在重视躯体症状同时，遇单纯躯体疾病难以解释的情绪异常，需了解儿童是否有较大的学习、生活压力，及时发现抑郁症状，并予以相应的疏导或治疗。

2. 证治有道

综上所述，七情所伤，肝气郁结是儿童抑郁症发病的直接因素，心虚神怯、脾肾不足是其发病的根本。故治疗上理气解郁，调理脏腑是其基本原则。患病儿童若能查出明显起病原因，如各种情志所伤者，需要首先解除病因，自然有助于病情好转。

临床证候以肝气郁结为主者，急则治其标，予疏肝解郁、宁心安神为法。方选柴胡疏肝散合越鞠丸加减。柴胡疏肝散出于《医学统旨》，为理气疏肝经典方剂。越鞠丸出自《丹溪心法》，通过加减变化，具有解气、血、痰、火、湿、食六郁之功效。常用药：柴胡、香附、川芎、苍术、栀子、枳壳、白芍、甘草。柴胡味苦、辛，性微寒，为疏肝解郁之要药，擅于疏散少阳半表半里之邪，条达肝气而解郁，但久用有耗气伤阴之弊，常配白芍以养肝阴。香附长于理气疏肝解郁，《本草纲目》谓其为"气病之总司"。川芎味辛，性温，功效行气活血。香附为气中血药，川芎为血中气药，合用有通达气血，理气解郁之功。苍术燥湿健脾，《本草备要》云："越鞠丸用苍术、香附。苍术能径入诸药，疏泄阳明之湿，通行敛涩，香附乃阴中快气之药，一升一降，故郁散而平。"栀子清肝泻火，除烦凉血。枳壳破气消积化痰。白芍养血柔肝。甘草调和诸药。加减法：心烦易怒者，加淡豆豉配栀子清热除烦；梦多易惊者，加龙骨、牡蛎镇惊安神；头痛、目赤、耳鸣者，肝阳上亢，加菊花、钩藤、蒺藜平肝潜阳；口苦、嗳气、胁痛者，肝胃不和，加吴茱萸、黄连泻火降逆；形瘦纳差、体重下降者，加太子参、黄芪补中益气；腹胀、便秘、纳呆者，加莱菔子、厚朴、六神曲消食下气。

缓则治其本。儿童抑郁症本在心之禀赋不足，脏腑功能失调，易受七情所困；脾常不足，脾虚易生痰浊，脾意不展；心主神明功能不足，肝之谋虑、胆之决断不得心神所主，则屈无伸、怒无泄而肝气郁结；或肾精不足，脑髓不充，故治疗上，以补益心脾，解郁化痰为治法。方用归脾汤加减。常用药：党参、炙黄芪、白术、茯苓、炙甘草、龙眼肉、当归、白芍、酸枣仁、远志、石菖蒲、香附、郁金。党参味甘，性平，有补中益气，生津养血功效。黄芪擅长补气，补益心脾。白术健脾益气，燥湿利水。茯苓健脾宁心，《神农本草经》谓其"主胸胁逆气。忧患，惊邪恐悸……久服安魂魄养神。"炙甘草补脾和胃。龙眼肉补心脾，益气血，《神农本草经》曰："主治五脏邪气，安志厌食。久服强魂魄，聪察，通神明。"当归补血活血，与诸补气药同用共起补气生血之功。白芍养血柔肝。酸枣仁生用有清肝胆虚热、宁心安神功效，炒后增强醒脾补阴、敛汗宁心之功。远志功能祛痰开窍，宁心安神，交通心肾。石菖蒲豁痰开窍，醒神益智。香附疏肝理气解郁，为"气病之总司"。郁金清心解郁，行气化瘀。诸药共为补心益脾，定志安神，化痰解郁之功。加减法：急躁易怒者，加栀子、淡豆豉清热除烦；不寐心烦者，加合欢皮、龙骨解郁安神；生长发育相对迟缓者，加熟地黄、补骨脂、山茱萸补益肾精。

近年来，应用现代药理学方法，结合临床实践，寻找安全有效的抗抑郁中药已成为学界的热点课题之一，从中发现了一些疗效比较肯定的抗抑郁单味中药。如姜黄含有姜黄素，实验结果表明，该化合物在 20mg/kg 口服剂量下具有抗抑郁活性。石菖蒲主要含有挥发油、氨基酸、有机酸和糖类等成分，具有开窍祛痰、醒神益智、化湿和胃的功效，临床观察及动物实验均证明抗抑郁作用。人参具有大补元气、补脾益肺等功效，其主要成分是人参皂苷，含量约为 4%，实验研究发现其有明显的抗抑郁作用。柴胡实验研究发现，柴胡皂苷可以改善抑郁大鼠的抑郁表现，并可以保护海马区神经元。白芍具有养血敛阴，柔肝止痛，平抑肝阳之功效，既能养肝血，又能柔肝体，最能顺应肝之特性，现代研究表明白芍水煎剂有抗抑郁作用。刺五加具有益气健胃、补肾安神的功效，多用于治疗体虚乏力、腰膝酸痛和失眠多梦等症，临床研究提示，刺五加能改善人的自我感觉、记忆力，提高人的情绪和工作能力，并使睡眠正常，并有报道刺五加具有治疗抑郁症作用，抗抑郁作用研究表明，刺五加浸膏对行为绝望动物抑郁模型具有明显的抗抑郁作用。其他如贯叶连翘、巴戟天、远志、积雪草、银杏叶、槟榔、郁金、合欢花等药在临床研究或动物实验研究均发现有抗抑郁作用。临床在辨证论治的基础上，随证加入具有抗抑郁作用的中药，能达到标本兼治的目的，可取得更好疗效。

　　除了中药调治外，调畅情志对儿童抑郁症的治疗亦有重要作用。怒、喜、思、忧、悲、恐、惊七情乃人之常情，犹如自然界存在风、雨、寒、暑等现象一样。《灵枢·邪客》云："天有风雨，人有喜怒。"然而，情志活动失调，便如四季不正之气一样，亦可以引起情志疾病。《景岳全书·郁证》云："凡五气之郁，则诸病皆有，此因病而郁也；至若情志之郁，则总由乎心，此因郁而病也。"情志过激，是否致病，又与个人禀赋有密切关系。现代认为禀赋特质是情志病发病的内因，本病禀赋特质在中医可归属于心志不坚、心气不足，多属于中医体质学说的气虚质、气郁质。《灵枢·天年》说："（人之始生）以母为基，以父为楯。"《灵枢·本脏》说："志意和则精神专直，魂魄不散，悔怒不起，五脏不受邪矣。"因此，对先天禀赋气郁质儿童，要注意教育方式，防止情志过激，超过儿童的承受能力而发病。

　　早在《黄帝内经》就有基于五行生克学说的"情志相胜法"，是治疗儿童抑郁症的重要非药物疗法。《素问·阴阳应象大论》指出："怒伤肝，悲胜怒；喜伤心，恐胜喜；思伤脾，怒胜思；忧伤肺，喜胜忧；恐伤肾，思胜恐。"根据儿童不同的发病因素，医生与家庭、学校相互配合，设计相应的情志调节方法，往往能起到不药而愈的效果。

　　病情严重的儿童，往往有自残、自杀行为，故常需采取抗精神病药物治疗、心理治疗等综合疗法。本病还有容易复发倾向，发作 3 次以上儿童应长期治疗。心理治疗和社会支持系统对预防本病复发有非常重要的作用，应尽可能解除或减轻患儿过重的心理负担和压力，帮助患儿解决生活和学习中的实际困难及问题，提高患儿应对能力，并积极为其创造良好的环境，以防复发。

第十四章

儿童焦虑症

【概述】

儿童焦虑症是常见的情绪障碍，是一组以恐惧不安为主的情绪体验，可通过躯体症状表现出来，如无指向性的恐惧、胆怯、心悸、口干、头痛、腹痛等。本病婴幼儿至青少年均可发生，但以学龄期及青春期儿童较多见。

儿童焦虑症主要与心理社会因素及遗传因素有关。患儿往往是性格内向和情绪不稳定者，在家庭或学校等环境中遇到应激情况时产生焦虑情绪，并表现为逃避或依恋行为。部分患儿在发病前有急性惊吓史，如与父母突然分离、亲人病故、不幸事故等。焦虑症临床分为广泛性焦虑与惊恐发作两种主要形式。广泛性焦虑症为广泛持久性焦虑，焦虑程度较轻，但持续时间长，如患儿上课紧张、怕被老师提问、怕成绩不好等，也常有自主神经系统功能紊乱表现。惊恐发作为急性焦虑发作，发作时间短，表现为突然出现强烈的紧张、恐惧、烦躁不安，如受到家长责备、甚至受骂挨打之时，常伴有明显的自主神经系统功能紊乱。

广泛性焦虑症属于中医学"郁病""少寐""脏躁"等范畴，惊恐发作则属于"惊悸""奔豚"等范畴。《灵枢·本神》云："心怵惕思虑则伤神，神伤则恐惧自失。"指出人的恐惧情绪与心密切关系。《证治准绳·杂病·惊悸恐总论》云："惊者为自不知故也，恐者为自知也。盖惊者闻响即惊，恐者自知，如人将捕之状，及不能独自坐卧，必须人为伴侣，方不恐惧，或夜必用灯照，无灯烛亦恐惧者是也。"描述了焦虑症的临床表现。《医学正传·怔忡惊悸健忘证》云："夫怔忡惊悸之候，或因怒气伤肝，或因惊气入胆，母能令子虚，因而心血为之不足，又或遇事繁冗，思想无穷，则心君亦为之不宁，故神明不安而怔忡惊悸之证作矣。"指出心、肝、胆脏腑功能失调，则出现焦虑、惊恐症状。《圣济总录·小儿惊悸》云："小儿精神不爽，寝寐多惊，心忪恐悸，四肢战抖，举动欲倒。"描述了儿童焦虑症的临床表现。

儿童焦虑症在临床上尚未得到应有的重视，其治疗主要通过心理、行为治疗为主，药物治疗为辅。由于抗焦虑西药具有较多的副作用，在儿科临床上的应用受到限制，中医学在情志疾病的治疗方面已经积累了一定的经验，发挥中医药辨证论治的优势应有较好的疗效，值得深入研究。

【病因病机】

《灵枢·平人绝谷》云："五脏安定，血脉和利，精神乃居。"指人的情绪反应与五脏功能活动有关，五脏安定则精神活动正常，五脏不安则精神活动反常。儿童焦虑症的发生与情志失调密切相关。

1. 心虚胆怯

平素心胆气虚，胆怯怕事，多忧善愁，七情不畅则忧愁不解，善惊易怯，遇惊恐悲忧，心胆阳气更虚，心神失养，神魂不安则心悸、情绪不宁，胆气不充，谋虑决断不足，扰动魂魄，故恐惧不安。

2. 心脾两虚

思虑忧愁，损伤心脾，气血化生不足，心失所养，则心神不安，肝血不足，则魂不守舍。心虚不统魂魄，妄动则心悸、善恐多惧。

3. 心肾不交

久病伤阴，或素体阴虚，阴虚火旺，肾水不得上济，心火不得下降，心肾不交，虚热扰心，则心烦、不寐、情绪低落、多愁善感。

4. 肝郁化火

七情不畅，肝气郁结，气机升降失调，肝失谋虑，胆失决断，郁而化火，上扰心神，而见情绪不宁，急躁易怒，多虑善恐。

5. 痰火扰心

肝郁日久化火，肝火与痰湿搏结，化为痰热，扰动心神则心神不宁，魂魄不安，魂魄妄动则心烦意乱，惊恐不安。

本病属于中医情志病范畴，主要与心、肝、胆、脾、肾等脏腑功能失调有关，加之外界刺激、七情内伤而发病。

【临床诊断】

1. 诊断要点

（1）经常或持续对不少事件和活动呈现过分的焦虑和担心，难以控制住自己不去担心。

（2）焦虑和担心同时，伴有坐立不安或感到紧张、容易疲倦、思想难以集中或头脑一下子变得空白、激惹、肌肉紧张、睡眠障碍等表现。

（3）惊恐发作表现为一段时间的极度害怕或不舒服，伴随下列4种以上症状突然发生，并在10分钟内达到顶峰：①心悸、心慌或心率加快；②出汗；③颤抖；④觉得气短或胸闷；⑤窒息感；⑥胸痛或不舒服；⑦恶心或腹部不适；⑧感到头晕、站不稳、头重脚轻或晕倒。

（4）排除某些物质（如药物）、疾病（如心肌炎、心律失常、甲状腺功能亢进症等）引起的症状。

2. 鉴别诊断

（1）躯体疾病所致焦虑：由特定躯体疾病直接引起的明显焦虑症状，可根据其焦虑症状与躯体疾病的发生、进展和缓解有无时间上的相关性，年龄和病程的特点与家族史等来确定。

（2）睡眠障碍：睡眠障碍常常与焦虑情绪共同存在，焦虑障碍患者的睡眠常常是间断的，不能缓解疲劳，或伴有负性的梦境。而惊恐发作的患儿也有夜间突然醒来的表现，并出现严重恐惧感等极端的焦虑。这些睡眠功能紊乱的表现在原发性睡眠障碍的患儿中也有发生，但多不伴有焦虑情绪，且早醒更多与抑郁状态相关而非焦虑。

（3）躁狂发作：躁狂发作是一种心境障碍，其根本是心境的高涨变化，表现为情绪高涨、思维奔逸、言语增多、联想丰富、易激惹等兴奋性表现，而并非是焦虑障碍的紧张、恐惧、忧虑、烦躁等表现。原发的心境高涨是躁狂和焦虑障碍的鉴别要点。

【辨证论治】

1. 辨证要点

（1）辨脏腑：以担忧、紧张精神焦虑为主的同时，兼见心悸、夜寐易惊、不寐、精神恍惚，病位在心；兼见情绪不宁、急躁易怒、口苦、目赤，病位在肝；兼见纳呆、脘闷、头晕、神疲乏力、面色不华，病位在脾；兼胆怯易惊、惕惕不安、少寐多梦,病位在胆;兼见心烦、失眠、手足心热,病位在肾。

(2)辨虚实:性情急躁易怒、郁闷烦躁、口苦少寐、舌红者属实证;心悸头晕、疲倦乏力、纳呆、善恐易惊、精神恍惚者属虚证。

2. 治疗原则

本病由脏腑功能失调,心神失养或受扰所致,治疗原则为调和脏腑,宁心安神。根据所属脏腑、虚实不同而分治之,虚则补之,常予养心、健脾、滋阴之法;实则泻之,常采用清肝泻火、清热涤痰之法。在辨证的基础上,配合镇惊宁心安神法,同时要注重精神疏导,解除患儿的紧张情绪及诱因,以增强疗效。

3. 证治分类

(1)心虚胆怯

证候 心悸胆怯,善恐易惊,心慌气短,精神恍惚,情绪不宁,坐卧不安,少寐多梦,多疑善虑,面色不华,舌淡红,苔薄白,脉沉或虚弦。

辨证 本证由素体禀赋心胆之气不足,多思善愁,加之七情所伤,更损心胆之气,心神失养,神魂不定而发病。以心悸善恐、精神恍惚、坐卧不安等证候为辨证要点。

治法 益气镇惊,安神定志。

方药 安神定志丸加减。常用党参(人参)、白术、茯苓补脾益气;茯神、远志、石菖蒲、龙齿安神定志;当归、白芍养血柔肝益胆。

躁扰失眠者,加酸枣仁、柏子仁以养心安神;心惊胆怯者,加珍珠母、龙骨、牡蛎以镇惊安神;日久气虚及阳,畏寒肢冷者,加桂枝、干姜温运心胆阳气;肝气郁结者,加柴胡、香附疏肝理气。

(2)心脾两虚

证候 心悸头晕,善恐多惧,失眠多梦,健忘,面色无华,身倦乏力,食欲不振,舌质淡,苔薄白,脉细弱。

辨证 本证由肝郁气滞日久,或素体虚弱,加之情志所伤,心脾两虚,气血化生不足,心神失养,肝不藏魂所致。以心悸易惊,伴失眠多梦、面色无华、食少身倦等证候为辨证要点。

治法 益气健脾,宁心安神。

方药 归脾汤加减。常用党参、黄芪、白术健脾益气；当归、龙眼肉补血养血；茯神、远志、炒酸枣仁宁心安神；木香行气健脾；甘草、大枣、生姜调和脾胃。

心悸失眠，舌红少苔者，加百合、柏子仁、制何首乌以养心安神；脾气失运，纳呆食少，食后腹胀者，加砂仁、焦山楂、焦六神曲理气消积；恐惧多梦甚者，加合欢皮、龙骨、牡蛎镇惊安神。

（3）心肾不交

证候 情绪低落，多愁善感，虚烦不寐，心悸不安，健忘，头晕耳鸣，或腰膝酸软，手足心热，口干津少，或见盗汗，舌质红，苔薄白，脉细或细数。

辨证 本证由素体阴虚，久病伤阴，肝肾阴虚，虚火上炎，肾水心火不相济，心神为虚热所扰而发病。以情绪低落，伴心悸健忘、头晕耳鸣、手足心热等证候为辨证要点。

治法 滋阴清心，定志安神。

方药 黄连阿胶汤合交泰丸加减。常用黄连清心安神；阿胶补血养心；黄芩清心火；白芍养血敛阴；鸡子黄冲服滋阴养血润燥；肉桂引心火下行归元；黄柏清泻肾之相火；陈皮理气解郁。

虚热较甚，低热，手足心热者，加知母、麦冬、牡丹皮清虚热；阴虚甚者，加生地黄、女贞子滋养阴液；心悸，神魂不安甚者，加龙骨、牡蛎镇惊安神；盗汗甚者，加山茱萸、五味子敛阴止汗。

（4）肝郁化火

证候 情绪不宁，郁闷烦躁，多虑善恐，脘闷嗳气，不思饮食，大便不调；或急躁易怒，口苦口干；或头痛，目赤，耳鸣；或嘈杂吞酸，大便秘结；舌质红，舌苔黄，脉弦或弦数。

辨证 本证由七情不畅，肝气郁结，郁而化火，肝火横逆，肝失谋虑，胆失决断，心神不宁而发病。以情绪不宁、急躁易怒、多虑善恐等证候为辨证要点。

治法 清肝泻火、宁心安神。

方药 丹栀逍遥散加减。常用牡丹皮、生地黄清热凉肝；栀子、黄芩清热泻火；柴胡、香附疏肝解郁；枳壳、陈皮理气散郁火；川芎、白芍、当归养肝血以柔肝；茯苓、白术健脾安神；炙甘草调和诸药。

热势较重，口苦、大便秘结者，加龙胆、大黄以泄热通腑；肝火犯胃，胁肋疼痛、口苦、嘈杂吞酸、嗳气、呕吐者，加黄连、吴茱萸以清肝泻火和胃；肝火上炎，头痛、目赤、耳鸣者，加菊花、钩藤、蒺藜以平肝清热；夜不能寐、躁扰不宁者，加龙骨、牡蛎镇肝安魂，加怀牛膝以引火下行；夹瘀者，加桃仁、红花、丹参以活血化瘀。

（5）痰火扰心

证候　惊恐不安，心烦意乱，性急多言，夜寐易惊，头昏头痛，食少纳呆，腹胀脘闷，口苦口干，舌质红，苔黄腻，脉滑数。

辨证　本证由素有痰湿，或饮食伤脾，痰湿内生，肝郁日久，郁而化火，与痰湿搏结，痰热扰心，神魂不安而发病。以惊恐不安、心烦意乱，伴食少纳呆、口苦、舌质红、苔黄腻等痰热证候为辨证要点。

治法　清热涤痰，宁心安神。

方药　黄连温胆汤加减。常用黄连、竹茹清心泻火化痰；栀子、龙胆清肝泻火；半夏、胆南星、天竺黄化痰清心；陈皮、枳实理气化痰；茯苓、酸枣仁、远志豁痰开窍，宁心安神；炙甘草、大枣调和脾胃，顾护正气。

实火较盛，烦躁不安者，重用黄连以助泻火宁心之力；痰盛者，去大枣、酸枣仁；热久气阴两伤者，加五味子、黄精以益气滋阴。本方苦寒较甚，中病即止，不宜久服。

【其他疗法】

1. 中药成药

（1）宁神定志丸：每袋 10g。每服 3～5g，1 日 2 次。用于心肾阴虚证。

（2）安神温胆丸：每丸 10g。每服 3～5g，1 日 2 次。用于心胆气虚证。

（3）解郁安神颗粒：每袋 5g。每服 2.5g，1 日 2 次。用于肝郁化火证。

2. 食疗方

三花茶：玫瑰花 5g，金银花 5～10g，白菊花 5～10g，水煎代茶饮。用于肝郁化火证。

3. 针灸疗法

主穴：风府、百会、神门、通里、内关。心虚胆怯证，加心俞、胆俞；心脾两虚证，加心俞、脾俞；心肾不交证，加心俞、肾俞、太溪；肝气郁结证，加太冲、合谷；痰湿阻滞证，加丰隆、阴陵泉；瘀血内阻证，加血海、膈俞。实证针用泻法，虚证针用补法。

【防护康复】

1. 预防

（1）营造和谐的家庭氛围。

（2）构建良好的亲子关系。

（3）建立和谐的师生、同学关系。

（4）及时发现儿童的紧张、焦虑表现，解除诱因。

2. 调护

（1）减轻导致焦虑的环境、社会因素对儿童的影响。

（2）向家长、儿童讲解焦虑症的发病原因、治疗手段及护理措施等。家长不要给患儿过高的学习压力和日常生活要求。

（3）重视患儿的情绪波动，加强交流与沟通，给患儿以精神疏导。

3. 康复

（1）适度参加有利于身心健康的户外活动。

（2）放松儿童的心情，增加儿童的安全感，不看引起儿童情绪紧张的视频、漫画、小说等。

（3）帮助儿童建立自信心，增强自我肯定度。

【审思心得】

1. 循经论理

儿童焦虑症是常见的情绪障碍，是一组以恐惧不安为主的情绪体验，可通过躯体症状表现出来，如无指向性的恐惧、胆怯、心悸、口干、头痛、腹痛等。本病婴幼儿至青少年均可发生。焦虑为焦急忧虑的意思。焦虑是人类在与环境作斗争及生存适应的过程中发展起来的基本人类情绪，焦虑并不意味着都是有临床意义的病理情绪，在应激面前适度的焦虑具有积极的意义，它可以充分地调动身体各脏器的功能，适度提高大脑的反应速度和警觉性。只有具备某些病理性特征同时对正常的社会功能造成影响时，才成为病理性焦虑。

现代精神疾病分类学将焦虑症分为急性惊恐发作和广泛性焦虑两种，其特征为焦虑或恐惧缺乏明确对象，与现实处境不符，并伴有显著的自主神经功能紊乱等症状。中医学并无焦虑症之名，从临床表现看，本病属于情志病范畴。《素问·举痛论》说："惊则心无所倚，神无所归，虑无所定。"紧张、焦虑的情绪反应过程，其外在表现为惊悸（因害怕而心慌、心跳无法自控），魂魄无主，心神不宁，惶恐不安。《证治汇补·心悸怔忡》说："惊悸者，忽然若有惊，惕惕然心中不宁，其动也有时。"指出了惊恐伤神导致焦虑的状况。根据临床表现，儿童焦虑症的惊恐发作便属于中医学"惊悸""奔豚"等范畴，广泛性焦虑症属于中医学的"郁病""失眠""脏躁"等范畴。

儿童焦虑症的发病主要由脏腑功能不足及精神、外界刺激引起。小儿正处于生长发育期，脏腑娇嫩，形气未充，筋脉未盛，神气怯弱。五脏六腑成而未全，全而未壮，即使在成人看来不甚强烈、微不足道的情志刺激，亦可能使小儿产生强烈的情绪反应而导致疾病的发生。《医理真传·杂问》谓："夫心者，神之主也，心君气足，则百魅潜踪，心君气衰，则群阴并起。"说明心之功能在发病中有举足轻重的地位。《血证论·惊悸》说："悸者，惧怯之谓。心为君火，君火宣明，则不忧不惧，何悸之有？有心火不足，则气虚而悸；血不养心，则神浮而悸。"认为惊悸与心火不足、心气血亏虚，导致心神失养而浮动有关。另外，脾失健运，气血化生不足，心神失养；或惊恐伤肾，心肾不交均可导致心神无主而焦虑惊恐。

儿童焦虑症的发生又与肝胆有密切关系。《医学正传·怔忡惊悸健忘证》说："或因怒气伤肝，或因惊气入胆，母能令子虚，因而心血为之不足；又或遇事繁冗，思想无穷，则心君亦为之不宁，故神明不安而怔忡惊悸之证作矣。"《素问·灵兰秘典论》说："胆者，中正之官，决断出焉。"肝胆虚弱，肝失谋虑，胆失决断，心神无主，故忧虑惊惕终日。或肝郁化火，上扰心神，心无所主而惊惕。

脏腑功能失调，可产生相应的病理产物。肝气失调，肝气郁结，气机不畅而气滞；气滞行血无力，可导致瘀血内生；肝气郁结，日久化火；脾虚失运，痰浊内生，又可与肝火互结为痰火。儿童焦虑症的辨证方法，主要是辨脏腑、辨虚实、辨夹杂而分治。初期多为肝气郁结、气郁化火，或心胆气虚、暴受惊恐；后期以虚证为主。

2. 证治有道

有关本病治疗的儿科古籍记载，如《保婴撮要·惊悸》曾有一个案例："一小儿十三岁，善思多忧，体倦发热，心怀恐惧，必多人相伴乃止，用茯神汤，佐以归脾汤，两月余渐愈。毕姻后，前症复作，加寒热头晕，先用前二汤而惊悸愈，后用十全大补汤、补中益气汤，诸症渐愈。"认为该病在于心脾，以补益心脾气血、升举阳气的方法获得治愈。

儿童焦虑症以惊恐为主者，责之心气血虚。《丹溪心法·惊悸怔忡》说："人之所主者心，心之所养者血，心血一虚，神气不守，此惊悸之所肇端也。"《医法圆通·惊悸》说："夫曰惊者，触物而心即惶惶无措，偶闻震响而即恐惧无依，此皆由正气衰极，神无所主。"心气血亏虚，遇惊则心神恐惧无依，脾为气血生化之源，故治疗上以养气健脾，宁心安神为主要治法，方选归脾汤加减。常用药：党参、炙黄芪、白术、茯苓、炙甘草、龙眼肉、当归、酸枣仁、远志、木香、龙骨。党参味甘，性平，有补中益气、生津养血功效。正气大虚者，生晒参易党参大补元气，加强补气之力，且兼安神益智之效。黄芪补气升阳。白术健脾益气，燥湿利水。茯苓健脾宁心，《神农本草经》云："味甘，平。主胸胁逆气。忧恚，惊邪恐悸……久服安魂魄养神。"炙甘草补脾和胃，缓急止痛，《日华子本草》云："安魂定魂，补五劳七伤，一切虚损，惊悸烦闷、健忘。"龙眼肉补心脾，益气血，《神农本草经》云："味甘，平。主治五脏邪气，安志厌食。久服强魂魄，聪察，通神明。"当归补血活血，与诸补气药同用共起补气生血之功。酸枣仁生用有清肝胆虚热、宁心安神功效，炒后增强醒脾补阴、敛汗宁心之功。现代药理研究发现具有镇静催眠作用，酸枣仁具有安定作用。远志有祛痰开窍，宁心安神作用，《名医别录》云："定心气，止惊悸。"木香醒脾行气，使诸药补而不滞。龙骨镇惊安神，《景岳全书》云："能安神志，定魂魄，镇惊悸。"诸药共起补心益脾，镇惊宁神之功。加减法：胆虚恐惧不安，终日惕惕者，重用酸枣仁补胆气，加牡蛎、磁石重镇安神；心悸、胸闷者，加桂枝温振心阳；情绪不宁、沉默寡言者，加柴胡、香附疏肝解郁；健忘、耳鸣头晕、手足心热者，加肉桂、黄连、生地黄滋阴清热，交通心肾。心胆气虚为主者，可用安神定志丸加减。

儿童焦虑症之心肾不交证，临证较少见到，由素体阴虚，久病伤阴，肝肾阴虚，虚火上炎，肾水心火不相济，加之为七情所扰，心神不宁而发病。以情绪低落，多愁多虑，伴心悸健忘、头晕耳鸣、手足心热等心肾不交证候为辨证要点。治疗以交通心肾，定志安神为法，用黄连阿胶汤合交泰丸加减。常用黄连清心安神；阿胶补血养心；黄芩清心火；白芍养血敛阴；鸡子黄冲服滋阴养血润燥；肉桂引心火下行归元；黄柏清泻肾之相火；陈皮理气解郁。虚热较甚，低热，手足心热者，加知母、白薇、麦冬以清虚热；阴虚甚者，加生地黄、女贞子滋养阴液；心悸，神魂不安甚者，加龙骨、牡蛎镇惊安神；盗汗甚者，加山茱萸、浮小麦敛阴止汗。

儿童焦虑症之肝郁化火证与痰火扰心证的鉴别和治疗。两者同为实证，均有心烦善恐、急躁易怒、口苦口干、舌红苔黄等证候。肝郁化火证以肝火横逆、心神不宁为特点，情绪烦躁不宁重，惊恐焦虑较轻，无明显痰热证候；痰火扰心证以惊恐不安、夜寐易惊、心烦意乱为特点，伴食少脘闷、苔黄腻、脉滑数等痰热证候。肝郁化火证以清肝泻火、宁心安神为治法，方选丹栀逍遥散加减。常用药牡丹皮、栀子、柴胡、白芍、当归、白术、茯苓、莲子心、郁金。牡丹皮有清热除烦、凉血活血功效，《景岳全书》云："其微凉而辛，能和血凉血生血，除烦热，善行血滞，滞去而郁热自解，故亦退热。用此者，用其行血滞而不峻。"栀子功效泻火除烦、清热利尿、凉血解毒，擅解三焦郁火。柴胡疏肝理气解郁。白芍养血柔肝，《药性解》说："白芍酸走肝，故能泻木中之火，因怒受伤之症，得之皆愈。"当归养血补血，缓肝木之急。白术健脾益气。茯苓健脾渗湿，宁心安神。莲子心清心火，平肝火。郁金功效行气化瘀、清心解郁。诸药合用，起清肝泻火、宁心安神之功效。加减法：惊恐不安者，加龙骨、牡蛎、磁石镇惊安神；面红目赤、耳鸣头痛者，加菊花、钩藤、蒺藜以平抑肝阳；口苦、大便秘结者，加大黄、夏枯草泄热通腑；头晕脘闷、食少纳呆、心烦意乱者，加竹茹、胆南星、法半夏清化痰热；身重困倦、舌红，苔黄腻者，加滑石、茵陈清热利湿。

痰火扰心证以清热涤痰，宁心安神为治法，方用黄连温胆汤加减。黄连温胆汤出自《六因条辨·卷上》，由温胆汤加黄连组成。常用黄连、竹茹清心泻火化痰；焦栀子、龙胆清肝泻火；半夏、胆南星、天竺黄化痰清心；陈皮、枳实理气化痰；茯苓、炒酸枣仁、炙远志豁痰开窍，宁心安神；炙甘草、大枣调和脾胃、顾护正气。实火较盛，烦躁不安者，重用黄连以助泻火宁心之力；痰盛者，去大枣、炒酸枣仁；热久气阴两伤者，加五味子、黄精以益气滋阴。本方苦寒较甚，中病即止，不宜久服。

儿童焦虑症的发病与先天禀赋有较大关系，多见于平素胆小易惊儿童。小儿神气怯弱、智慧未充，加之禀赋不足，对未知"可怕"事物产生莫名不安，如受大人、伙伴、视频等所恐吓出现焦虑，则出现夜间不敢关灯、不敢独自上厕所、不敢独自睡觉、尿频、夜惊等表现。对此类儿童需及时识别，指导家长正确护养儿童，在儿童面前不谈妖魔鬼怪、生死离异之事。一般待儿童年龄渐长，认知渐充，便可以自行改善，乃至消失。

儿童焦虑症为情志疾病，除了药物治疗外，应给予综合治疗，特别是重视心理治疗，给予精神疏导。"恐胜喜""心在志为喜""喜则气和志达，营卫通利"。因此，首先要了解并消除引起焦虑症的原因，改善家庭与学校环境，创造有利于患儿的适应过程与环境，减轻患儿压力，增强自信，培养乐观心态。适度的游玩、亲子活动，放松儿童的心情，使儿童的心情愉悦，可以消除恐惧，达到"喜则气和志达"的效果。儿童焦虑症多有先天禀赋之因，父母常有焦虑倾向，有此倾向的父母亲，在日常生活中往往会潜移默化儿童，因此，对于有焦虑倾向的父母，要帮助他们认识到本身的个性弱点对儿童产生的不利影响，让他们有意识改变或同时接受治疗。

儿童焦虑症的患儿，对各种压力承受能力不足，日常教育方式宜温和，尽量不用或少用惩罚的手段对待儿童的过错，以正面教育为主，避免给予儿童过高的期望值；支持儿童的独立活动，鼓励、维护他的独立性。满足儿童安全感和自尊心的需要，支持他们为实现这种合理需要的行为。当儿童在行动上受到挫折时，要予以鼓励，并帮助他们消除顾虑，克服困难。

第十五章

儿童癫狂病

【概述】

癫狂病是一种精神失常疾病，系由七情内伤，饮食失节，禀赋不足，致痰气郁结，或痰火暴亢，使脏气不平，阴阳失调，闭塞心窍，神机逆乱所致。起病于 18 岁以前者，称为儿童癫狂病。癫病以精神抑郁，表情淡漠，沉默痴呆，语无伦次，静而多喜为特征；狂病以精神亢奋，狂躁不安，喧扰不宁，骂詈毁物，动而多怒为特征。因二者在临床症状上不能截然分开，又能相互转化，故又以癫狂并称。青壮年多见，近年来少年发病者有增加趋势。

中医学对癫狂的认识有 2000 多年历史，有独特的理论体系与丰富的诊疗方法。早在《黄帝内经》中对本病的临床表现、病因病机及治疗均有较系统的描述。《素问·脉解》说："阳尽在上，而阴气从下，下虚上实，故狂颠疾也。"指出了阴阳失调导致癫狂病。《素问·病能论》说："帝曰：有病怒狂者，此病安生？岐伯曰：生于阳也。帝曰：阳何以使人狂？岐伯曰：阳气者，因暴折而难决，故善怒也。"并提出了"生铁落为饮"的治疗方法。《灵枢·癫狂》说："狂始生……得之忧饥……得之大恐……得之有所大喜。"明确了本病因情志因素而患。《难经·二十难》提出了"重阴者癫""重阳者狂"，将癫病与狂病明确给予区别。元·朱丹溪认为癫狂为"痰迷心窍"所致，他在《丹溪心法·癫狂》中云："癫者神不守舍，狂言如有所见，经年不愈，心经有损……痰迷心窍，当下痰宁志。"对于后世医家诊治癫狂产生了深远影响。清代王清任《医林改错·癫狂梦醒汤》指出："癫狂一症，乃气血凝滞，脑气与脏腑气不接。"创癫狂梦醒汤行气活血治疗，为后世治疗本病开辟了新思路。古籍对儿童癫狂论述较少，《寿世保元·癫狂》《古今医鉴·癫狂》《类证治裁·癫狂论治》等记载有少年癫狂病的医案。

本病主要为西医学精神分裂症，其他如情感障碍中的抑郁症、躁狂症，临床表现与本病类似者，可参考本章辨证论治。由于感染、高热和中毒等出现的谵妄、狂乱、精神错乱等精神失常，不在本篇讨论范围。

【病因病机】

1. 情志内伤

心藏神，主神志；肝藏魂，主疏泄。情志过激，恼怒郁愤，则心气不平，肝失疏泄，气机失调，扰动心神；或肝郁不解，木气太过，克伐脾土，水渎失职，痰湿内生，肝风夹痰，蒙蔽心神；或肝郁化火，则痰火逆乱，心神被扰；或突遭惊恐，触动心火，上扰清灵，神明无所自主。诸因致心主神明功能失司，神机失用，皆可发为本病。

2. 痰迷心窍

思虑太过，所愿不遂，心脾受伤，思则气结，心气受抑，脾气失展，则痰气郁结，上扰清窍，以致蒙蔽心神，神志逆乱而病。饮食不节过食肥甘、膏粱厚味之品，酿成痰浊，复因心火暴张，痰随火升，蒙蔽心窍，神明无主，扰动元神而发病。久病不解，气滞血瘀，或邪热伤营，可致瘀血内生，痰瘀互结。

3. 禀赋不足

胎儿在母腹中受惊，胎气被扰，升降失司，阴阳失衡，致使先天不足，脑神有损，年少生活艰辛、劳神太过，郁怒不舒，可致气机逆乱，脑神失主产生本病。或家族遗传，年少时心智未坚，突受刺激太过则阴阳失调，神机逆乱而引发本病。

总之，本病主要病因为七情内伤，饮食不节，多在先天禀赋不足的基础上，诸因致使气滞、痰瘀、痰火扰乱神明致病，以脏气不平、阴阳失调、神机逆乱为病机关键。其病位在心脑，与肝脾关系密切。

【临床诊断】

1. 诊断要点

（1）患儿平素性格内向或偏执，大多数近期有明显情志内伤史。

（2）癫病以精神抑郁，表情淡漠，沉默痴呆，出言无序，或喃喃自语，静而少动，多喜为其主要临床表现；狂病以精神错乱，哭笑无常，动而多怒，喧扰不宁，躁妄骂詈，不避亲疏，逾垣上屋，登高而歌，弃衣而走，甚至持刀杀人为其临床特征。

（3）家族中可有人罹患本病或类似疾病的病史。

（4）病情的加重、反复常与情志刺激有关。

（5）多发于青壮年，近年来少年病例有增多之势。

（6）排除因器质性、感染性疾病以及药物原因导致的精神失常。

2. 鉴别诊断

（1）癫病与郁病鉴别：郁病虽有情绪波动，精神抑郁等表现，但神识清楚，自知有病，行为正常，无躁狂状态与抑郁状态交替出现情况。癫病以精神抑郁，表情淡漠，沉默痴呆，语无伦次，喃喃自语，不知秽洁，不知羞耻为特征。

（2）癫病与智能迟缓鉴别：两病症状有相似之处，但智能迟缓以智能低下为突出表现，以神情呆滞、愚笨迟钝为主要症状，其部分症状可自制。癫病以正常儿童受七情刺激后出现精神失常为特点。

（3）狂病与蓄血发狂的鉴别：蓄血发狂为瘀热交结于阳明、热极乘心所致，多见于伤寒热病，具有少腹硬满，小便自利，大便黑亮如漆等特征，常随热解而止。不同于狂病由情志太过而突然喜怒无常，狂乱奔走为主症。

【**辨证论治**】

1. 辨证要点

（1）辨新久虚实：本病早期或初病多以精神兴奋、烦躁，或狂暴无知、情绪亢奋为主要表现，多为实证；病久则多见精神抑郁、悲愁，或心神昏乱为主要表现，多属虚证。

（2）辨病机属性：精神抑郁，哭笑无常，多喜太息，胸胁胀闷，此属气滞；神情呆滞，沉默痴呆，胸闷痞满，此属痰阻；躁扰不宁，狂乱无知，情绪高涨为主要表现，多属火炽；形瘦，颧红唇干，手足心热，口渴便干，此为阴虚；面色暗滞，妄见妄闻，头痛，此属血瘀；沉默少动，善悲欲哭，肢体困乏，此属脾虚；神思恍惚，多疑善忘，心悸易惊，此属心虚。

2. 治疗原则

本病特点为本虚标实、虚实夹杂。初期多以邪实为主：癫病为主者以理气解郁，畅达神机为治疗治则；狂病为主者予降火豁痰，活血开窍以治标，调整阴阳，恢复神机以治本为基本治则。后期以正虚为主，治当补益心脾，调整阴阳，佐以祛痰开窍为法。此外，尚需配合移情易性等情志疗法，同时应加强护理和监督，防止病情反复与发生意外。本病属顽疾，需坚持长期服药调治，病重者配合西药控制病情。

3. 证治分类

癫病

（1）痰气郁结

证候 情感淡漠，行动迟缓，神情呆滞，时时太息，言语无序，或喃喃自语，多疑多虑，喜怒无常，秽洁不分，不思饮食。舌质红，苔白腻，脉弦滑。

辨证 本证多由七情刺激导致肝气郁结，脾失健运，内生痰浊，痰郁气结，蒙蔽心窍，神机失灵而发病。以情感淡漠，行动迟缓，神情呆滞，言语无序，秽洁不分等痰浊蒙蔽心神表现为辨证要点。

治法 理气解郁，化痰醒神。

方药 逍遥散合顺气导痰汤加减。常用柴胡、香附疏肝理气解郁；白芍、当归养血柔肝；茯苓、白术健脾化痰，宁心安神；陈皮、木香行气健脾；半夏、枳实、胆南星燥湿化痰散结；郁金清心化痰解郁；石菖蒲豁痰开窍，醒神益智；甘草调和诸药。

若神思迷惘，表情呆钝，言语错乱，目瞪不瞬，舌苔白腻，为痰迷心窍，治宜理气豁痰，开窍散结。先以苏合香丸芳香开窍，继以四七汤加胆南星、郁金、石菖蒲之类，以行气化痰。

（2）心脾两虚

证候 情感淡漠，寡言少语，言语无序，思维贫乏，心悸易惊，善悲欲哭，肢体困乏，纳食不思，舌淡，苔薄白，脉沉细无力。

辨证 本证多见于性格内向、多愁善感之人，思虑过多暗伤心脾，或癫狂日久，脾失健运，生化乏源，气血俱衰，心神失养所致。以情感淡漠，寡言少语，思维贫乏，易惊善哭，食少困倦为辨证要点。

治法 健脾益气，养心安神。

方药 养心汤合越鞠丸加减。常用党参（人参）、黄芪补脾益气；当归补血活血；川芎调肝和血；苍术、茯苓运脾化湿；香附疏肝解郁；六神曲消食导滞；远志、柏子仁、酸枣仁、五味子养心安神定志；甘草调和诸药。

若神思恍惚，善悲欲哭，加石菖蒲、郁金、玫瑰花醒神解郁；肢体困乏，食欲不振，加枳实、香橼、炒麦芽理气助运；惊悸不安，加珍珠母、合欢皮安神定志。

狂病

（1）痰火扰神

证候　遇强烈精神刺激后，突然见狂躁妄语，行为幼稚，胸闷烦躁，面红目赤，头痛失眠；重者狂乱无知，骂詈号叫，不避亲疏，逾垣上屋，或毁物伤人，气力逾常，不食不眠，小便黄，大便干，舌质红绛，苔多黄燥而垢，脉弦大或滑数。

辨证　本证多因禀性急躁易怒、偏执、七情过激、五志化火，痰随火升，痰火上扰清窍，神明昏乱而发病。以急躁易怒、面红目赤、突然狂躁妄语、行为幼稚，或狂乱无知、骂詈号叫、不避亲疏、逾垣上屋等痰火扰神表现为辨证要点。

治法　清心泻火，涤痰醒神。

方药　生铁落饮加减。常重用生铁落重镇平肝安神；龙胆清肝泻火；连翘、黄连清心泻火；胆南星、浙贝母、橘红、竹茹涤痰开窍；石菖蒲、远志醒神开窍；茯神安神定志；玄参、天冬、麦冬清热养阴生津；丹参清心活血。

若大便秘结者，加大黄、枳实泄热通腑。若痰火壅盛而舌苔黄腻垢者，用礞石滚痰丸逐痰泻火，再用安宫牛黄丸清心开窍。若神志较清，可用温胆汤合朱砂安神丸主之，清热化痰，养阴清热，镇心安神。

（2）痰热瘀结

证候　躁扰不安，恼怒不休，多言妄言无序，面色暗滞而秽，甚至登高而歌，弃衣而走，妄见妄闻，离奇妄思，头痛，心悸而烦，舌质紫暗，有瘀斑，少苔或薄黄苔干，脉弦细或细涩。

辨证　本证由癫病经久不愈，气郁化热生瘀，或狂病痰火不解，耗血伤络生瘀，致痰火瘀互结，扰动心神所致。以躁扰不安，多言妄语无序，恼怒不休，妄见、妄闻、妄思，舌质紫暗、有瘀斑等表现为辨证要点。

治法　豁痰清热，化瘀开窍。

方药　癫狂梦醒汤加减。常用桃仁、赤芍活血化瘀；陈皮、柴胡、香附、青皮疏肝理气解郁；半夏、苏子降气消痰；胆南星清热化痰开窍；丹参清心活血；甘草调和诸药。

若痰涎、瘀血较盛者，可加服白金丸，以白矾消痰涎，郁金行气解郁，凉血破瘀；若头痛明显者，加川芎、延胡索活血化瘀，通络止痛。

（3）火盛伤阴

证候 狂病日久，其势较戢，呼之能自止，但有疲怠之象，多言善惊，时而烦躁，形瘦面红而秽，大便干结，舌质红，少苔或无苔，脉细数。

辨证 本证常由狂病日久，邪热已衰，火热伤阴而来。以狂证减轻，呼之能止，伴时而烦躁、形瘦面红、大便干结、舌红少苔或无苔、脉细数等阴伤表现为辨证要点。

治法 滋阴降火，安神定志。

方药 琥珀养心丹合二阴煎加减。常用黄连、黄芩清心泻火；牛黄清心凉肝，豁痰开窍；生地黄凉血生津；阿胶、当归、白芍滋阴养血；党参（人参）益气生津；茯神、酸枣仁、柏子仁养心安神；远志、石菖蒲定志豁痰开窍；生龙齿、琥珀镇惊安神。

舌红绛苔少，伤阴甚者，加天花粉、天冬、百合加强养阴之力；夹瘀者，加丹参、三七活血化瘀。

【其他疗法】

1. 中药成药

（1）苏合香丸：每丸3g。每服0.5～1丸，1日1～2次。用于癫病痰气郁结证。

（2）归脾丸：每瓶36g。每服1～3岁2g，3～5岁4g、>5岁6g，1日2～3次。用于癫病心脾两虚证。

（3）礞石滚痰丸：每袋6g。每服2～3g，1日2次。用于狂病痰火扰神证。

（4）癫狂马宝散：每瓶1g。每服0.5～1g，1日2次。用于狂病痰热瘀结证。

2. 针灸疗法

主穴：三阴交、百会、内关、神门、大椎、人中。

配穴：痰湿盛者，加足三里、丰隆；痰火盛者，加丰隆、中脘；气滞血瘀者，加膈俞、血海、阳陵泉；阴虚者，加复溜、太溪；阳虚者，加关元、四神聪。

用法：针刺。根据病情选配穴位，视阴阳之异采取迎随与徐疾及补泻等手法。

【防护康复】

1. 预防

（1）关注儿童的成长过程，及时发现性格、发育问题，关爱儿童。

（2）对有家族史、性格缺陷的儿童，要注意教育方式，避免给予过高的压力和期望值。遇可疑精神心理问题时，及时寻医。

（3）营造和提供和谐的家庭、学校氛围，注意及时发现亲子、师生、同学之间的矛盾，及时解决。

2. 调护

（1）关注患儿的情绪变化，加强与患儿的有效沟通。

（2）做好服药管理，以防逃避治疗。注意病情变化，加强监督，防止意外发生。

（3）给予正确的饮食和运动指导，减少卧床时间，增强体质。

3. 康复

（1）坚持治疗，减轻患儿的压力，避免给予语言和行为上的刺激。

（2）病情恢复良好者，保持适当的社会活动，逐渐融入社会。

（3）改善家庭、学校、社会环境，避免不良刺激，以防疾病复发。

【审思心得】

1. 循经论理

癫狂病是一种严重的精神失常性疾病。癫与狂的表现迥异，癫以精神抑郁，沉默痴呆，语无伦次，静而少动等症状为特点，病机责之阴盛太过，蒙蔽心神，可单独称为癫病。狂以精神亢奋，狂躁刚暴，喧扰不宁，毁物打骂，动而多怒等症状为特征，病机责之阳盛太过，火扰心神，亦可单独称为狂病。两者常相互联系，可以互相转化，故常并称为癫狂病。18岁之前起病者，称为儿童癫狂病。本病以青壮年多见，起病早者，多发生在少年，个别可起于童年，近年来少年发病有增加的趋势。

我国古代在《黄帝内经》中已经对本病有较系统的描述。《灵枢·癫狂》专篇论述了癫狂的病因病机以及针灸治疗方法。但是，此时期及以后相当长的一段时期中，癫病为癫痫病和精神失常的癫疾混称，且以癫痫为主。自宋代开始，把癫痫和癫病进行了区分，把精神失常类病症称为癫，把今之癫痫病称为痫、癫疾。如《医说·心疾健忘》说："癫狂之疾何以别？答曰：狂之始发，少卧少饥，自贤自贵，妄笑好乐。癫者，精神不守，言语错乱，甚则登高骂詈，或至狂。走痫者，发则仆地，嚼舌吐沫，手足搐搦。"区分了癫病、狂病、癫痫，与今之认识相同，并记载了治疗方法。《难经·二十难》提出了"重阴者癫""重阳者狂"观点，指出阴阳失调导致癫狂病发生，至今仍有指导意义。元代朱丹溪认为癫狂为"痰迷心窍"所致，重视痰邪在癫狂病中的地位。清代王清任从瘀血立论，其立经验方癫狂梦醒汤以活血化瘀方法治疗癫狂病，至今临床仍常用。中医儿科古籍与本病有关的记载，如《保婴撮要》有"喜笑不休"专论。在《寿世保元·癫狂》《古今医鉴·癫狂》《类证治裁·癫狂论治》等书记载有少年癫狂病的病案。

本病相当于西医学的儿童精神分裂症，其他如抑郁症、应激相关障碍及某些精神病有类似表现者，亦可按本病辨治。精神分裂症可发生于成年人和儿童，是儿童精神类疾病中较为常见的一种精神病，儿童精神分裂症的患病率较成人为低。但是，随着儿童精神病学迅猛发展，我国儿童精神健康问题检出率已高达 7.03% ~ 14.89%，杨家义、杨坚等对 121 例儿童精神障碍分析也发现，儿童精神疾病诊断分布中儿童精神分裂症人数最多（占 30.58%）。儿童精神分裂症在现今社会已不容忽视。儿童精神分裂症的基本症状，以思维联想障碍、情感障碍为主要特征。西医学把精神分裂症的临床表现分为阴性症状和阳性症状。阳性症状指精神亢奋、狂躁易怒、幻觉、妄想、冲动伤人或自伤、自杀等症状；阴性症状指安静、思维贫乏、情感淡漠、行为减少、意志力消退、不讲卫生、不愿参加社交活动、独处少语等症状。阳性症状为主者，属中医狂病，阴性症状为主者，属中医癫病。

癫狂病总病机由阴阳失调、神机逆乱所致，即《难经·二十难》所谓"重阴者癫""重阳者狂"。病因有先天和后天之分。先天病因为禀赋不足，一为家族中有癫狂患者和其他精神失常病史者；二为性格气质缺陷，性格气质源于先天遗传，受后天环境影响，大多数患儿分别存在着急躁、任性、孤僻、胆小、沉默、寡言、多疑、敏感、气量狭窄、倔强好胜、固执己见等性格气质。后天因素主要有情志失调、饮食失节等。儿童平素饮食失节，损伤脾胃，脾失健运，痰浊内生；若长期处于不良家族和社会环境中，情志不畅日久，肝气久郁，平素可见急躁易怒、多愁善感、固执倔强等症状。若暴受强烈情志刺激，气郁化火，内扰心神，或肝气夹痰蒙蔽心神，心主神明失司。火盛扰心者狂躁不安，发为狂病；痰盛蒙心者安静沉默不语，发为癫病。正如《灵枢·口问》所说："大惊卒恐，则气血分离，阴阳破败，经络厥绝，脉道不通。阴阳相逆，卫气稽留，经脉虚空，血气不次，乃失其常。"总之，在先天禀赋不足基础上，若情志太过、饮食不节，导致阴阳严重失调，气机逆乱，可发癫狂之病。病位主要在心，与肝脾密切相关。

儿童癫狂病早期症状往往不典型，多表现为孤僻、语言荒诞、注意力分散、厌学等，与儿童叛逆期表现、性情顽劣、性格内向类似，不易引起家长、老师的注意，待临床表现典型时，常提示病情较严重。故早期的识别有赖于儿科医师和社会对本病共同关注和认识。

2. 证治有道

儿童癫狂的治疗，宜先分轻重缓急，次分阴阳虚实而治之。急性发作、重者，多以兴奋状态为主，表现为狂躁不安，胡言乱语，到处乱跑，惹是生非，打人骂人，甚则毁人伤人，逾垣上屋，登高而歌，弃衣而走，属狂病。《素问·至真要大论》曰："诸躁狂越，皆属于火。"病机为邪火犯心，心神失主。治疗急以下火治标为主，方用大承气汤（《伤寒论》），本方乃急下去实泻火之剂，起攻逐峻下之功、釜底抽薪之效。中病即止，病缓后按辨证治疗。

儿童癫狂病初起时各证之间区别多不显著，临证常可分阴证、阳证论治。阴证者，以情感淡漠，思维贫乏，孤独呆滞，精神萎靡，行动懒散，音低少语，胆小易惊，兴趣索然，幻觉、妄想及躁动不显，舌淡，苔白，脉沉伏细弦为特点。属癫病范畴。患儿平素多性格内向、胆小多疑。见症以阳气不足，阴邪从生，蒙蔽心神之象为主。本在阳气亏虚，标为阴寒、痰浊内盛。方常用四逆加桂汤加减。常用药：附子、干姜、肉桂、巴戟天、熟地黄、胆南星、石菖蒲、柴胡、香附、甘草等。附子味辛甘，性大热。功效回阳救逆、补火助阳、逐风寒湿邪。肉桂味辛甘，性大热，起补火助阳、引火归元、散寒通经之功。干姜味辛，性热。有温中散寒、回阳通脉、燥湿消痰功效。三药均可温阳散寒，附子温燥性烈，其性走而不守；肉桂温润不燥，性守而不走；干姜能走能守，擅入脾胃散中焦寒邪，三药同用温壮阳气而散阴寒之邪以治本。巴戟天、熟地补肾，能滋补肾阴肾阳。胆南星、石菖蒲豁痰开窍。柴胡、香附疏肝理气解郁。甘草调和诸药。诸药共用，起温阳散寒，豁痰开窍之功。伴有心慌易惊，注意力不集中，失眠多梦者，加百合、生地黄、麦冬、太子参；伴有情感脆弱，叹息，胸闷不舒者，加全瓜蒌、枳实、郁金。痴呆、喜怒无常、秽洁不分者，加牡蛎、灵磁石重镇安神。

阳证者，以情感兴奋，思维出格，言语奇特，答非所同，衣着怪异，动作离奇，甚则打人毁物，逾垣上屋，躁动不安，常伴幻觉幻想，舌红，苔黄腻，脉弦数浮大为临床特点。属狂证范畴，即《难经》所谓"重阳者狂"。多见兴奋、激惹、狂躁症状，病机为邪火内盛，扰动心神。多由于情志波动的过分强烈，气机逆乱，心火、肝火、胃火皆翕然而起，夹痰为患，心主神明失司而发病。狂病初起，大抵为痰火实盛。根据其病机，可以确立泻火平肝，豁痰开窍安神为治法。泻火以直折其火，平肝以制风木，以防风火相扇，豁痰开窍以开心窍之闭塞，使邪去而神安。方用柴胡龙骨牡蛎汤加减。柴胡龙骨牡蛎汤原治少阳病误下而致烦惊谵语，今用治精神分裂症之阳证，适加泻火平肝之品。常用药：柴胡、黄芩、栀子、大黄、龙骨、牡蛎、胆南星、竹沥、丹参、赤芍。柴胡疏肝理气，解散郁火。黄芩、栀子、大黄清热泻火平肝，直折其火。龙骨、牡蛎潜阳重镇安神。胆南星、竹沥清热豁痰开窍。丹参、赤芍清热凉血、活血化瘀。伴有头痛，眩晕，易怒，脉数有力者，宜加石决明、钩藤、磁石，加强平肝重镇之力；口苦咽干，舌赤，脉细数者，加石斛、生地黄、玄参等以滋阴清热。

癫狂病儿童需长期坚持治疗，服药见效后宜守方继进，临证根据痰、火、瘀、郁、虚之轻重有无而加减。久病者，需关注儿童的发育情况，发育有迟缓现象者，属中医肾精不足，宜加入巴戟天、山茱萸、补骨脂、紫河车等药，补肾填精。现代较多的研究提示，儿童精神分裂症患儿在发病前有较长时间的社交异常、言语迟滞和运动发育异常，属中医肾精不足之象。

本病为严重精神性疾患，致残性高，对家庭、社会危害性大，需要及早发现和治疗。除中药汤剂治疗外，针灸治疗亦有较好效果，有条件者可配合使用。中医药和西药抗精神病相关药物联合治疗，比单用抗精神病相关药物的效果好，且能减少西药的用量和副作用。本病的治疗，尚需对患儿进行情志疏解，得到家庭、学校的理解和包容。

参考文献

[1] 汪受传. 中华医学百科全书·中医儿科学·夜啼 [M]. 北京：中国协和医科大学出版社，2017：181-182.

[2] 汪受传. 中医药学高级丛书·中医儿科学·夜啼 [M]. 2 版，北京：人民卫生出版社，2011：719-725.

[3] 李国芳，汪受传. 小儿汗证的古代文献研究 [J]. 中华中医药杂志，2018，33（5）：1932-1934.

[4] 张志伟，汪受传. 汪受传以补肺固表、调和营卫法治疗小儿汗证经验 [J]. 中医杂志，2016，57（3）：196-198.

[5] 汪受传，中医药学高级丛书·中医儿科学·汗证 [M]. 2 版，北京：人民卫生出版社，2011：725-732.

[6] 汪受传，中华医学百科全书·中医儿科学·小儿汗证 [M]. 北京：中国协和医科大学出版社，2017：182-183.

[7] 汪受传，中华医学百科全书·中医儿科学·胸痹 [M]. 北京：中国协和医科大学出版社，2017：177-178.

[8] 蒋健. 郁证发微（十四）——郁证胸痹论 [J]. 上海中医药杂志，2016，50（9）：6-10.

[9] 戴启刚，汪受传. 乌头赤石脂丸对寒凝胸痹大鼠损伤心肌和血液黏度的作用研究 [J]. 云南中医学院学报，2012，35（4）：25-28.

[10] 汪受传. 中医药学高级丛书·中医儿科学·心悸 [M]. 2 版，北京：人民卫生出版社，2011：711-719.

[11] 汪受传. 中华医学百科全书·中医儿科学·小儿心悸 [M]. 北京：中国协和医科大学出版社，2017：178-180.

[12] 汪受传，潘立群，张月萍. 新编中医儿科学·先天性心脏病 [M]. 北京：人民军医出版社，2000：128-129.

[13] 汪受传，潘立群，张月萍. 新编中医儿科学·感染性心内膜炎 [M]. 北京：人民军医出版社，2000：134-135.

[14] 汪受传，潘立群，张月萍. 新编中医儿科学·心律失常 [M]. 北京：人民军医出版社，2000：136-140.

[15] 王霞，余更生. 儿童室性早搏的治疗及预后 [J]. 现代医药卫生，2015，31（14）：2138-2141.

[16] 张乾忠，马沛然，于宪一，等. 小儿心脏期前收缩诊断和治疗若干临床热点问题 [J]. 中国实用儿科杂志，2008，23（9）：641-654.

[17] 江载芳，申昆玲，沈颖. 诸福棠实用儿科学·心律失常 [M]. 8版，北京：人民卫生出版社，2015：1567-1603.

[18] 董珉翔，白音夫. 苦参心血管药理作用的研究进展 [J]. 西北药学杂志，2013，28（3）：215-216.

[19] 盛华刚. 鹿衔草的化学成分与药理作用研究进展 [J]. 西北药学杂志，2012，27（7）：383-385.

[20] 汪受传. 中华医学百科全书·中医儿科学·健忘 [M]. 北京：中国协和医科大学出版社，2017：184-185.

[21] 刘承，张海燕，王景洪. 汉以来中医防治健忘的主要理论与经验 [J]. 陕西中医学院学报，2004，27（1）:68-69.

[22] 汪受传. 中华医学百科全书·中医儿科学·多寐 [M]. 北京：中国协和医科大学出版社，2017：185-186.

[23] 蒋健. 郁证发微（二十）—郁证多寐论 [J]. 上海中医药杂志，2017，51（3）：8-12.

[24] 汪受传. 中华医学百科全书·中医儿科学·不寐 [M]. 北京：中国协和医科大学出版社，2017：186-187.

[25] 刘玺诚. 儿童睡眠与睡眠障碍现状与进展 [J]. 中国儿童保健杂志，2012，20（9）：773-775.

[26] 江育仁，张奇文，汪受传. 实用中医儿科学·厥证 [M]. 2版，上海：上海科技出版社，2005：168-173.

[27] 王成，吴礼加. 《儿童晕厥诊断指南（2016年修订版）》解读 [J]. 中华儿科杂志，2016，54（4）：251-253.

[28] 汪受传. 中医药学高级丛书·中医儿科学·智力低下 [M]. 2 版，北京：人民卫生出版社，2011：811-821.

[29] 汪受传，潘立群，张月萍. 新编中医儿科学·智力低下 [M]. 北京：人民军医出版社，2000：198-201.

[30] 汪受传. 中华医学百科全书·中医儿科学·小儿痴呆 [M]. 北京：中国协和医科大学出版社，2017：224-225.

[31] 余亚兰，刘玉堂，宋虎杰. 中医综合方案改善智力低下患儿智力水平及社会适应行为能力 [J]. 中医学报，2018，33（2473）：2496-2500.

[32] 汪受传. 中医药学高级丛书·中医儿科学·病毒性心肌炎 [M]. 2 版. 北京：人民卫生出版社，2011：732-742.

[33] 汪受传，虞坚尔. 普通高等教育"十二五"国家级规划教材·中医儿科学·病毒性心肌炎 [M]. 中国中医药出版社，2012：159-163.

[34] 中华中医药学会. 中医儿科常见病诊疗指南·病毒性心肌炎 [M]. 北京：中国中医药出版社，2012：64-68.

[35] 周亚滨，王毅然，陈会君. 病毒性心肌炎中医药研究进展 [J]. 辽宁中医药大学学报，2016，18（12）：8-10.

[36] 汪受传. 中医药学高级丛书·中医儿科学·儿童多动综合征 [M]. 2 版. 北京：人民卫生出版社，2011：742-750.

[37] 中华中医药学会. 中医儿科常见病诊疗指南·注意力缺陷多动障碍 [M]. 北京：中国中医药出版社，2012：69-72.

[38] 经捷. 儿童多动综合征临床表现与发病机理的探讨 [J]. 南京中医学院学报，1982，（3）：17-20.

[39] 韩新民. 注意缺陷多动障碍中医学研究现状 [J]. 中国中西医结合儿科学，2016，8（5）：465-467.

[40] 寇聪，柯晓殷，张英，等. 孤独症流行病学和病因学探讨 [J]. 国际精神病学杂志，2015，42（2）：132-135.

[41] 王雷，丁玉蓉，汪受传. 汪受传辨治孤独症心脾两虚证的经验 [J]. 中华中医药杂志，2018，33（8）：3393-3395.

[42] 汪受传. 中医药学高级丛书·中医儿科学·厌食 [M]. 2版. 北京：人民卫生出版社，2011：643.

[43] 张曼华，陈楠. 儿童抑郁症的临床特征及心理干预 [J]. 中国妇幼保健，2008，32（8）：4589-4591.

[44] 王睿，王琪，金明顺，等. 单味中药抗抑郁的研究进展 [J]. 中华中医药学刊，2017，35（1）：179-182.

[45] 江育仁，张奇文，汪受传. 实用中医儿科学·焦虑症 [M]. 2版. 北京：上海科技出版社，2005：775-780.

[46] 江育仁，张奇文，汪受传. 实用中医儿科学·强迫症 [M]. 2版. 北京：上海科技出版社，2005：780-789.

[47] 曹静. 儿童期精神分裂症的研究进展 [J]. 医学理论与实践，2013，26（9）：1146-1148.